Herbert Arlindo Trebien
Janaina Marques
(organizadores)

Saúde da Mulher e a Automedicação

Volume 1: Saúde Mental, Anticoncepcionais, Reposição Hormonal e Hipotireoidismo

Projeto de Extensão Universitária
Automedicação: Riscos e Benefícios (UFPR)
Curitiba-PR
2017

Saúde da Mulher e a Automedicação.

Volume 1: Saúde Mental, Anticoncepcionais, Reposição Hormonal e Hipotireodismo

Curitiba: TREBIEN & MARQUES, 2017. 154p.

1 Automedicação: Benefícios e Riscos 2 Saúde da Mulher I. Título

ISBN: 9781549684203

"Aprender é a única coisa de que a mente nunca se cansa, nunca tem medo e nunca se arrepende".

Leonardo da Vinci

AGRADECIMENTOS

A todos os colaboradores do projeto
(HAT)

À Deus, à minha família, meus amigos, Prof°
Herbert ArlindoTrebien e colaboradores do projeto,
que tornaram esse sonho possível
(JM)

Sumário

APRESENTAÇÃO 9

ASPECTOS PSICOLÓGICOS DA SAÚDE MENTAL DA MULHER 11

    1. INTRODUÇÃO 11

    2. SINAIS DE ALERTA 16

    3. DEPRESSÃO E ANSIEDADE EM MULHERES 17

    4. USO DA PÍLULA ANTICONCEPCIONAL E TRANSTORNOS DE HUMOR 19

    5. TRANSTORNO DISFÓRICO PRÉ-MENSTRUAL 25

    6. TRANSTORNOS PSIQUIÁTRICOS NA GRAVIDEZ ... 27

    7. TRANSTORNOS PSIQUIÁTRICOS NO PÓS-PARTO 31

    8. VIOLÊNCIA CONTRA A MULHER 36

    9. CONSIDERAÇÕES FINAIS 38

    10. BIBLIOGRAFIA 39

ANTICONCEPCIONAIS E A AUTOMEDICAÇÃO 49

    1.   INTRODUÇÃO 49

    2.   ANTICONCEPCIONAIS 53

    3.   OUTROS MÉTODOS 61

        3.1.   DIU 61

        3.2.   INJETÁVEIS 64

        3.3.   ADESIVO 65

        3.4.   ANEL VAGINAL 66

3.5. IMPLANTES 68

3.6. CONTRACEPÇÃO DE EMERGÊNCIA 68

4. EFICÁCIA 70

5. EFEITOS COLATERAIS 73

6. AUTOMEDICAÇÃO 80

7. REFERÊNCIAS 87

TERAPIA DE REPOSIÇÃO HORMONAL: O QUE PRECISO SABER? 91

1. PERIMENOPAUSA E MENOPAUSA 91

2. REPOSIÇÃO HORMONAL 95

3. OPÇÕES NÃO HORMONAIS DE TRATAMENTO NO CLIMATÉRIO: 102

3.1. ANTIDEPRESSIVOS 102

3.2. SERM: MODULADORES SELETIVOS DOS RECEPTORES DE ESTROGÊNIO 104

3.3. MEDICINA ALTERNATIVA 105

3.4. CIMICIFUGA 106

4. CONCLUSÃO 109

5. REFERÊNCIAS 111

HIPOTIREOIDISMO E O HIPOTIREOIDISMO NA GESTAÇÃO 117

1. INTRODUÇÃO 117

2. ETIOLOGIAS 119

3. DIAGNÓSTICO: 120

4. SINAIS E SINTOMAS 121

    4.1. NUTRIÇÃO E METABOLISMO: 123

    4.2. SISTEMA CARDIOVASCULAR: 123

    4.3. SISTEMA RESPIRATÓRIO: 124

    4.4. SISTEMA GASTROINTESTINAL 125

    4.5. SISTEMA NERVOSO 126

    4.6. SISTEMA REPRODUTIVO 127

    4.7. PELE E ANEXOS: 128

5. TRATAMENTO 129

6. O HIPOTIREOIDISMO NA GESTAÇÃO: 131

7. REFERÊNCIAS: 136

SOBRE OS AUTORES 145

SOBRE OS ORGANIZADORES 149

    HERBERT ARLINDO TREBIEN 149

    JANAINA MARQUES 151

8

APRESENTAÇÃO

O Livro Saúde da Mulher e a Automedicação, surgiu como uma proposta ao projeto Automedicação Riscos e Benefícios, coordenado pelo Prof. Dr. Herbert Arlindo Trebien, a partir de uma palestra sobre Anticoncepção ministrada à comunidade Madre Tereza de Calcutá, em Florianópolis (SC). A palestra "Os riscos da automedicação e o Uso de anticoncepcionais" realizada no dia 15/04/2014 pode esclarecer dúvidas da comunidade sobre a automedicação e saúde da mulher.

Outras palestras, como "Automedicação em gestantes", aumentaram o vínculo do projeto com a saúde coletiva, e despertaram o interesse dos colaboradores em ministrar palestras para promoção em saúde e em publicar livros de interesse acadêmico, público leigo em saúde, bem como novos materiais para divulgação e distribuição em palestras.

O livro que o leitor tem em mãos, trás os principais temas referentes à Saúde da Mulher e o que há de mais atual no assunto, utilizando a medicina baseada em evidências assim como, relatos e experiências vivenciadas pelo Projeto Automedicação Riscos e Benefícios.

ASPECTOS PSICOLÓGICOS DA SAÚDE MENTAL DA MULHER

Bruno Jacson Martynhak
Camila Pasquini de Souza
Érica Yamashita de Oliveira
Miriam Machado Cunico
Herbert Arlindo Trebien

1. INTRODUÇÃO

Saúde mental, segundo a Organização Mundial da Saúde (OMS), é um estado de bem-estar no qual o indivíduo é capaz de usar suas próprias habilidades, recuperar-se do estresse rotineiro e ser produtivo e contribuir com a sua comunidade. Sendo assim, saúde mental engloba muito mais do que apenas ausência de algum transtorno psiquiátrico.

A prevalência de transtornos psiquiátricos pode variar devido ao gênero do indivíduo. Por exemplo, o risco de uma mulher apresentar depressão maior é o dobro em comparação a homens (FERRARI et al., 2013). Dados do Estudo Longitudinal de Saúde do Adulto (ELSA Brasil) indicam também indicam maior prevalência de ansiedade e depressão em mulheres. Este estudo, com 15.105 participantes, também avaliou a presença de sintomas impactantes na vida dos indivíduos na última semana antes da aplicação da entrevista. Em geral, os dados indicam maior prevalência de sintomas mentais nas mulheres em relação aos homens (Figura 1) (NUNES et al., 2016).

Diversos fatores podem estar envolvidos com essa diferença, desde o ciclo hormonal até fatores socioculturais. Fatores biológicos podem afetar tanto a prevalência de transtornos psiquiátricos, quanto o tratamento farmacológico. A eficácia, farmacocinética e os efeitos adversos em mulheres são influenciados por diferenças no metabolismo e excreção de fármacos quando em comparação com homens (ISLAM et al., 2017), sendo enviesados por diversos fatores, tanto para a própria mulher, como para uma possível criança no caso de mulheres grávidas sob efeito de medicação.

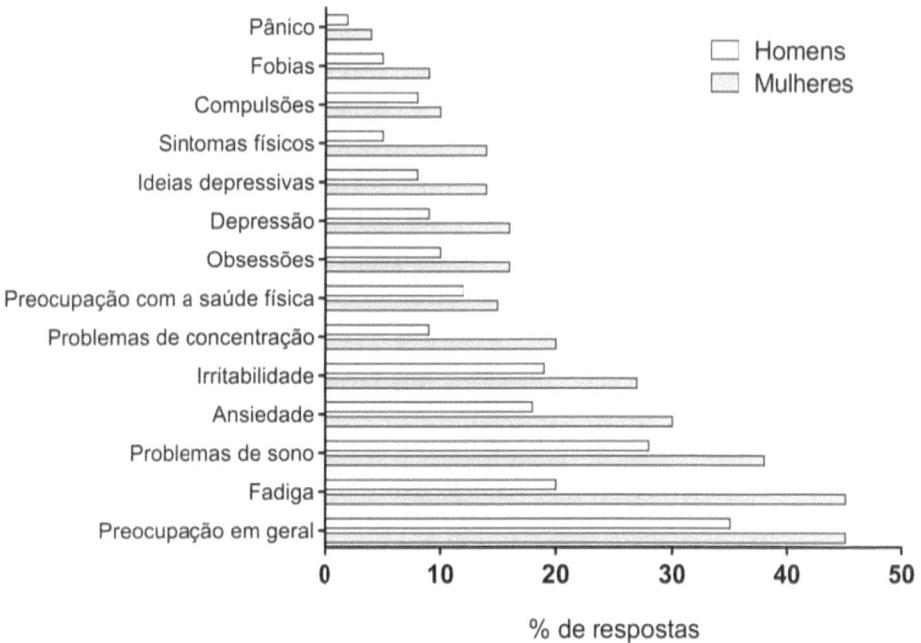

Figura 1 – Dados do Estudo Longitudinal de Saúde do Adulto (ELSA Brasil) indicando a prevalência de diversos sintomas mentais em homens e mulheres em porcentagem. Foi perguntado aos participantes quais sintomas eles apresentaram de forma impactante em suas vidas na última semana antes do estudo. Adaptado de Nunes et al., 2016.

Em se tratando da mulher moderna, o acúmulo de funções que a mesma desempenha, tais como a de esposa, mãe, dona de casa, provedora do lar, mulher, profissional e cidadã levam à uma grande demanda mental e níveis elevados de estresse (SINA, 2005). A mulher também enfrenta experiências traumáticas em geral específicas do sexo feminino, como abuso sexual, jornada dupla de trabalho, desqualificação e discriminação por gênero, além de questões ligadas à pobreza como mortalidade ligada à gravidez e casamento infantil (ESHRE CAPRI WORKSHOP GROUP, 2016). Pelo exposto, a mulher sofre com desigualdade e violência de gênero, e de mudanças hormonais, assim como transformações fisiológicas ligadas ao ciclo reprodutivo. Todas essas situações únicas do gênero feminino podem desencadear transtornos psiquiátricos.

De acordo com a OMS, menos de 1% dos gastos mundiais em saúde são aplicados em saúde mental. Por isso, torna-se necessário investir em especial à saúde mental da mulher em frente à realidade vivida por ela, às especificidades ligadas ao seu ciclo biológico, seus diversos papéis sociais, e ao alto preço pago em qualidade de vida e saúde. Cabe lembrar que o sofrimento mental, apesar de variável em sua intensidade, pode ser observado diariamente pelas mudanças de comportamento, fadiga (cansaço exacerbado), irritabilidade, estresse, problemas de sono (insônia excessiva ou sono excessivo), problemas de alimentação, problemas emocionais, problemas de concentração e memória, uso e abuso de substâncias tais como álcool e outras drogas. Por conta disso, é importante que os familiares estejam atentos às mudanças comportamentais e busquem a ajuda de profissionais especializados.

Dados epidemiológicos revelam que 10,4% das incapacitações devido à doença são relacionadas a transtornos neurológicos e psiquiátricos. Podemos destacar as seguintes: depressão maior (2.5%), transtornos de ansiedade (1.1%), alcoolismo (0.7%), esquizofrenia (0.5%) e transtorno de humor bipolar (0.5%) (WHITEFORD et al., 2015).

2. SINAIS DE ALERTA

Existem sinais que nos alertam sobre possíveis transtornos psiquiátricos. Dentre os diversos sinais existentes, destacam-se, os seguintes.

- Alterações graves de sono e/ou apetite;
- Alterações exacerbadas e rápidas no humor e níveis de energia;
- Maior sensibilidade a sons, luzes e cheiros.
- Problemas de concentração, memória e pensamento lógico;
- Alterações na maneira de expressar pensamentos;

- Perda de interesse ou abandono do convívio com as pessoas habituais;
- Falta de vontade ou desejo de participar nas atividades habituais ou apatia;
- Evitamento de locais barulhentos e com multidão de pessoas;
- Mudança na maneira habitual de agir (na escola, trabalho ou em casa);
- Alterações nos hábitos de higiene;
- Medo exacerbado de pessoas estranhas;
- Desconfiança exagerada dos outros.

3. DEPRESSÃO E ANSIEDADE EM MULHERES

Transtornos de humor e ansiedade são bastante comuns em homens e mulheres. Podem existir diferenças entre os sexos não apenas na prevalência destes transtornos, mas também na sua expressão no indivíduo, suas origens e formas de tratamento. Visto que ansiedade é um sintoma comum em pacientes com diagnóstico de depressão, ambos são abordados em conjunto aqui.

Até a puberdade não há diferença de prevalência em meninos e meninas. Porém, durante os anos reprodutivos, a prevalência de depressão maior é o dobro nas mulheres. Não existe diferença entre sexo com relação ao transtorno de humor bipolar, porém as mulheres tipicamente apresentam ciclagem mais rápidas entre os estágios. Além disso, as mulheres apresentam mais estágios de depressão do que estágios de mania ou hipomania. Assim como para a depressão maior, os transtornos de ansiedade também apresentam prevalência duas vezes maior em mulheres em comparação com homens, incluindo a ansiedade generalizada, agorafobia, fobias específicas e transtorno do pânico (BANDELOW; MICHAELIS, 2015).

A maior prevalência de depressão e ansiedade em mulheres já foi relatada em diversos países, ainda que a proporção exata possa variar. Artefatos culturais foram propostos como os causadores destas diferenças. Por exemplo, as mulheres estariam mais dispostas a falar sobre problemas emocionais que os homens, que recorreriam à automedicação através do álcool e outras drogas primeiramente. Entretanto, essa hipótese foi rejeitada em estudos controlados (REGIER et al., 1998). Dentre outros fatores psicossocias, pode-se destacar que mulheres tendem a sofrer mais abusos sexuais quando crianças em comparação com homens e, crianças que sofreram abuso apresentam maior risco de apresentar um episódio de depressão (WEISS; LONGHURST; MAZURE, 1999).

4. USO DA PÍLULA ANTICONCEPCIONAL E TRANSTORNOS DE HUMOR

Historicamente, tem se associado o uso de contraceptivos hormonais com efeitos indesejáveis no humor, incluindo maior incidência de depressão. Relatos da década de 1980 apontam aumento em até 50% dos sintomas depressivos em mulheres que faziam uso de contraceptivos hormonais (SLAP, 1981). Porém, estes estudos foram realizados quando as doses hormonais dos contraceptivos orais eram consideravelmente mais altas que as usadas hoje em dia. Atualmente existem diversas formulações de anticoncepcionais hormonais, que mantém a eficácia e apresentam menos reações adversas psicológicas. Entretanto, nota-se que o risco de trombose venosa é maior para os anticoncepcionais hormonais mais recentes. Apesar disso, os efeitos psicológicos induzidos pelo uso da pílula ainda são um grande fator que leva à não aderência ao método contraceptivo, podendo levar à gravidez indesejada. Em estudos recentes ainda existe muita variabilidade. Por exemplo, um estudo publicado em 2001 observou que 47% das mulheres deixavam de utilizar a pílula após 12 meses da prescrição (SANDERS et al., 2001). Dentre estas 33% relataram alterações de humor como a causa da interrupção. Em contraste, um estudo publicado em 2007, observou que apenas 5% da descontinuação do uso de anticoncepcional hormonal era devido a alterações no humor (ROSENBERG; WAUGH, 1998). Visto esta variabilidade, é importante estar ciente de potenciais efeitos adversos que possam ser induzidos pela pílula, bem como os fatores que influenciam a melhora ou piora no humor com o seu uso. Outros estudos de grande porte apresentam resultados similares, ou há uma pequena redução dos sintomas depressivos, ou não há alteração.

O tipo de estudo padrão-ouro para avaliar efeito de tratamentos em indivíduos é o estudo duplo-cego e randomizado. Neste caso, tanto paciente como avaliadores não sabem qual é o tratamento recebido pelo indivíduo. Porém, só existe até o momento um único estudo com este nível de controle, que avaliou 150 mulheres sem risco de gravidez (GRAHAM et al., 1995). Estas mulheres receberam a progesterona levonorgestrel, em combinação ou não com um hormônio estrógeno, ou placebo. Apenas diferenças pequenas foram encontradas. Enquanto que a combinação hormonal levou à uma piora não clinicamente significativa do humor, o uso da progesterona sem estrógeno levou à menor incidência de depressão nas mulheres.

Na ausência de outros estudos controlados como o citado anteriormente, o efeito da pílula sobre o humor é analisado de forma epidemiológica, contando com um grande número de participantes. Dados de 6.554 mulheres de 25-34 anos nos Estados Unidos indicam que o uso de contraceptivo hormonal estava associado com menor nível de sintomas depressivos em comparação com mulheres que não utilizavam métodos contraceptivos ou métodos de baixa eficácia (KEYES et al., 2013).

Além disso, diversos estudos observacionais já foram realizados. Por exemplo, mulheres foram acompanhadas durante dois anos após início do uso de contraceptivo hormonal oral ou formulação de depósito medroxiprogesterona (injeção intramuscular a cada 90 dias) ou sem contraceptivo hormonal (BERENSON et al., 2008). Em comparação com a não exposição aos hormônios, ambas as formulações hormonais foram associadas com redução das oscilações do humor durante o ciclo menstrual, embora não houvesse diferença quanto à incidência de transtornos de humor ou de ansiedade clinicamente diagnosticados.

Apesar dos dados serem promissores, alguns fatores de viés podem interferir com os resultados de estudos observacionais. Por exemplo, visto relatos antigos e o senso comum dos efeitos psicológicos da pílula, por não sentir um suposto efeito colateral, a pessoa pode interpretar seu humor melhor do que realmente está devido à expectativa negativa.

Mas e as pessoas que sofrem de efeitos colaterais psicológicos? Talvez diferenças individuais possam proporcionar diferentes respostas frente às diferentes formulações de contraceptivos hormonais. Embora faltem estudos controlados com placebo, existem diversos estudos que comparam diferentes hormônios, combinações, doses e formas de administração. Os resultados são em sua maioria conflitantes ou não conclusivos. Porém, algo que se destaca é que, em geral, administrações hormonais mais estáveis, como pílulas em regime monofásico ou administração hormonal via adesivo transdérmico ou anel vaginal apresentam menos efeitos adversos psicológicos (SCHAFFIR; WORLY; GUR, 2016). Outro fator importante parece ser a intensidade com que a progesterona do contraceptivo hormonal atua em receptores androgênicos, onde a testosterona atua. Contraceptivos hormonais com progesterona com menor atividade androgênica apresentam mais efeitos benéficos no humor em comparação com contraceptivos com maior ação androgênica (SCHAFFIR; WORLY; GUR, 2016). Uma subpopulação que frequentemente interrompe o uso de contraceptivos por efeitos adversos no humor são as adolescentes. Porém, um estudo sueco com 1250 adolescentes indicou melhor saúde física e menos sintomas depressivos naquelas que faziam uso de contraceptivo hormonal (KRISTJÁNSDÓTTIR et al., 2013).

Os resultados de estudos em mulheres com histórico de depressão são contraditórios. Em dois estudos, um com mulheres jovens e outro com mulheres mais próximas à menopausa, foi observado que o histórico de depressão se relacionava com a piora do humor enquanto se fazia uso da pílula (HALL et al., 2012; JOFFE; COHEN; HARLOW, 2003). Por outro lado, em outros dois estudos, o uso de anticoncepcional hormonal levou à uma redução da gravidade do quadro depressivo nas mulheres previamente diagnosticadas (YOUNG et al., 2007) ou que relatavam humor depressivo (ERNST et al., 2002).

5. TRANSTORNO DISFÓRICO PRÉ-MENSTRUAL

Até 80% das mulheres pode vir a apresentar a conhecida tensão pré-menstrual, caracterizada pelo aumento da irritabilidade e instabilidade emocional (JOHNSON; MCCHESNEY; BEAN, 1988). Porém, o transtorno disfórico pré-menstrual é um transtorno psiquiátrico que ocorre em cerca de 2 a 8% das mulheres (SEPEDE et al., 2016). Os sintomas normalmente surgem cerca de uma semana antes da menstruação, incluindo irritabilidade, instabilidade emocional, queixas de ansiedade, depressão, insônia e alterações no padrão alimentar. Além destes sintomas mentais, sinais periféricos também podem se manifestar, como edema, ganho de peso, dor nos peitos, parestesias (como frio, calor ou formigamento na pele) e até desmaios.

A grande diferença do transtorno disfórico pré-menstrual para transtornos de ansiedade ou depressão é a sua característica cíclica, com melhora espontânea e reaparecimento próximo a menstruação seguinte. A sua diferença em relação à tensão pré-menstrual é quanto a intensidade, número de sintomas e o prejuízo na vida da mulher.

O tratamento é frequentemente sintomático: analgésicos para dor e diuréticos para edema/retenção de líquidos. Ansiolíticos e hipnóticos podem auxiliar a reduzir sintomas de ansiedade e insônia. Para mulheres sem outro transtorno, o tratamento mais eficaz parece ser o uso de antidepressivos inibidores seletivos da recaptação de serotonina, particularmente a fluoxetina e a paroxetina, além do uso de doses baixas de estroprogestinas (SEPEDE et al., 2016).

Independente do diagnóstico para o transtorno disfórico pré-menstrual, o ciclo menstrual tem o potencial de exacerbar outros transtornos, como a enxaqueca, depressão, ansiedade, psicoses e transtornos alimentares (PINKERTON; GUICO-PABIA; TAYLOR, 2010). Dado o envolvimento dos hormônios ovarianos tanto para o transtorno disfórico pré-mentrual, como para a depressão pós-parto, poderia se imaginar que mulheres com o transtorno disfórico pré-menstrual teriam maiores chances de apresentar depressão pós-parto. Entretanto, parece não haver associação entre ambos (KEPPLE et al., 2016).

6. TRANSTORNOS PSIQUIÁTRICOS NA GRAVIDEZ

A gravidez e o ato de conceber uma criança são situações chave de transição na vida de uma mulher. Por envolver uma gama de transformações fisiológicas, psicológicas e sociais, este é um estágio da vida em que mulheres podem apresentar maior vulnerabilidade ao estresse e a instabilidade emocional. Mulheres que sofrem de transtornos psiquiátricos, em especial, correm grande risco de sofrer complicações durante este período.

A gestação pode vir atrelada a diversos transtornos psiquiátricos em 15 a 20% das mulheres, sendo que até 86% delas acabarão não recebendo o tratamento adequado ou terão seu tratamento descontinuado (FLYNN; BLOW; MARCUS, 2006; VITALE et al., 2016). Os transtornos mais comumente encontrados entre gestantes são depressão e ansiedade, observa-se que entre 14% a 23% destas mulheres irão apresentar algum episódio depressivo durante a gravidez (GAYNES et al., 2005). Além disso, o período entre 18-30 anos que é quando ocorre boa parte dos diagnósticos de transtorno de humor bipolar, coincide com o período em que uma parcela significativa dessas mulheres engravidam (KESSLER et al., 2005).

Mulheres em geral irão apresentar algum nível de ansiedade durante a gravidez, seja por preocupação com recursos financeiros, condições desfavoráveis no trabalho, tensão no relacionamento ou complicações gestacionais. Uma pesquisa realizada com 1522 mulheres grávidas mostrou que até 78% relataram estresse pré-natal leve a moderado e 6% relataram níveis elevados (WOODS et al., 2010). Alterações hormonais, estresse, e a mudança abrupta na vida dessas mulheres podem e costumam alterar o curso dos seus transtornos psiquiátricos. Deve se atentar ao fato que alguns sintomas podem ser mascarados pela gravidez e acabam não recebendo a devida atenção necessária.

Devido à alta plasticidade no desenvolvimento neonatal, crianças são particularmente sensíveis a fatores ambientais na fase gestacional (ULRICH; PETERMANN, 2016). Exposição pré-natal a altos níveis de estresse cronicamente pode induzir uma alteração no eixo Hipotálamo-Hipófise-Adrenal (HPA) materno e fetal, podendo afetar o desenvolvimento neural, imunológico e até comportamental da criança (ENTRINGER; BUSS; WADHWA, 2015).

Quando se lida com o tratamento de transtornos psiquiátricos durante a gestação, é necessário que o médico faça uma avaliação de risco, levando em conta o bem-estar tanto da mãe quanto da criança. Antipsicóticos convencionais e antidepressivos tricíclicos são relativamente seguros para o feto, bem como inibidores seletivos da recaptação de serotonina. Estabilizadores de humor como lítio, valproato de sódio e carbamazepina são associados com malformações, e benzodiazepínicos, no primeiro trimestre de gravidez, têm efeitos teratogênicos (KOHEN, 2003). Recomenda-se evitar o uso de clomipramina, paroxetina, valproato e antipsicóticos atípicos durante a gestação (GENTILE, 2011).

A seleção do tratamento apropriado para a gestante deve ser feita levando em consideração qual é o mais seguro para seu curso de gravidez, mas na maioria dos casos não há necessidade de parar por completo um tratamento essencial para a estabilidade emocional da mulher e sim se adequar às necessidades da gestação.

7. TRANSTORNOS PSIQUIÁTRICOS NO PÓS-PARTO

O pós-parto é um período de alto risco para instabilidade emocional em diversas mulheres (MILLER, 2002; MUNK-OLSEN T et al., 2006; VIGUERA et al., 2011), sendo que os maiores índices de ansiedade e depressão em mulheres ocorrem durante as primeiras semanas ou meses de maternidade. Ao menos uma em cada 10 mulheres irá apresentar ansiedade e/ou depressão pós-parto. Os transtornos psiquiátricos mais importantes neste período são a "tristeza pós-parto" ou maternity blues, depressão e psicose pós-parto. Essa fase da vida da mulher também é fortemente relacionada com início dos sintomas e/ou recorrência de transtornos de ansiedade. A ansiedade resultante do cuidado com o recém-nascido é parte natural do desenvolvimento da maternidade, embora acabe tornando-se patológica à medida que essa ansiedade impeça a mãe de cuidar do próprio filho, ou que ela consiga relaxar e descansar mesmo quando a criança se encontra bem cuidada. Entre 8-12% da população parturiente apresenta níveis de ansiedade patológica no pós-parto (PAWLUSKI; LONSTEIN; FLEMING, 2017).

A "tristeza pós-parto", uma forma mais branca e transiente de depressão é o transtorno mais comum, observado em 75-80% das mulheres (GALE; HARLOW, 2003) e é caracterizada por labilidade de humor, hipersensibilidade emocional, crises de choro, fatiga e ansiedade. Essa "tristeza" costuma durar de 3 a 7 dias após o parto, resolvendo-se espontaneamente, mas em torno de 20% dos casos tendem a progredir para uma depressão pós-parto.

A depressão pós-parto é um transtorno clínico que varia de graus moderados a severos com duração mais prolongada que a "tristeza pós-parto" e apresentando maior impacto na relação mãe-criança e familiar. Este transtorno atinge de 7-15% das parturientes (HIRST; MOUTIER, 2010) e apresenta o mesmo quadro clínico característico da depressão em outros momentos da vida da mulher, somando-se as especificidades inerentes à maternidade em si e ao desempenho do papel de mãe. O período pós-natal é de suma importância para a formação do laço afetivo entre mãe e bebê e este vínculo pode ser profundamente abalado por sentimentos negativos, desinteresse pelo bebê e pela culpa por não ser capaz de cuidar dele, todos estes sinais da depressão pós-parto. O sentimento de inadequação materna agrava ainda mais o quadro depressivo, dificultando sua recuperação. Além disso, a mãe pode apresentar sintomas intensos de ansiedade, incluindo ataques de pânico e até ideação suicida (ANDRADE; VIANA; SILVEIRA, 2006; HIRST; MOUTIER, 2010), sendo assim, seu tratamento deve ser abrangente através de psicoterapia e tratamento farmacológico, caso necessário (HALES; YUDOFSKY; ROBERTS, 2014). A questão da amamentação deve ser levada em consideração de mulher para mulher na escolha do tratamento farmacológico e apesar de nenhum fármaco ser isento de riscos, o dano que a falta de tratamento pode causar tanto à mãe quanto à sua habilidade de cuidar de sua criança não deve ser subestimada.

O transtorno psiquiátrico mais sério relacionado a este período é a psicose pós-parto e ocorre em 1-2 de cada 1000 nascimentos (RAI; PATHAK; SHARMA, 2015). Os sintomas deste transtorno incluem alucinações, discurso desorganizado, alterações de humor, agitação, confusão e distúrbios de sono (GALE; HARLOW, 2003). Psicose pós-parto parece ser uma manifestação do transtorno de humor bipolar e costuma apresentar sintomas desde 48 horas até 2 semanas após o parto. Por se tratar de um transtorno grave com risco de suicídio, negligência com a criança e infanticídio, pacientes em surto psicótico devem ser hospitalizados. O tratamento farmacológico imediato inclui o uso de estabilizadores de humor, agentes psicóticos e benzodiazepínicos para o caso de agitação. Agentes antidepressivos devem ser administrados com cautela, pois podem levar a uma virada maníaca a agravar o quadro. Há casos em que o uso de eletroconvulsoterapia é considerado, devido seus efeitos rápidos na estabilização do humor. Apesar do valproato de lítio ser um estabilizador de humor bastante eficaz, seu uso na psicose pós-parto é contraindicado devido aos efeitos adversos graves causados à criança através da amamentação, incluindo cianose, enfraquecimento do tônus muscular e alterações no eletrocardiograma. Ácido valpróico e carbamazepina costumam ser utilizados em substituição ao lítio por oferecerem menos riscos à saúde da criança em fase de amamentação (HALES; YUDOFSKY; ROBERTS, 2014).

Transtornos psiquiátricos no período pós-natal são sub-diagnosticados e podem apresentar consequências graves tanto para a estabilidade emocional da mulher quanto para a saúde da criança. O período de pós-parto aumenta o risco de início ou de exacerbação de instabilidade emocional, particularmente em mulheres com transtorno de humor bipolar (MUNK-OLSEN T et al., 2006; VIGUERA et al., 2011). Diagnóstico precoce e acompanhamento profissional e farmacológico são extremamente importantes para a manutenção do bem-estar de todos e a recuperação para a vida materna neste período afetivo de suma importância.

8. VIOLÊNCIA CONTRA A MULHER

A violência contra a mulher é qualquer conduta – ação ou omissão – de discriminação, agressão ou coerção, ocasionada pelo simples fato de a vítima ser mulher e que cause dano, morte, constrangimento, limitação, sofrimento físico, sexual, moral, psicológico, social, político ou econômico ou perda patrimonial. Essa violência pode acontecer tanto em espaços públicos como privados. A violência sexual e psicológica são causas importantes de incapacidade e morte de mulheres em idade produtiva. A tabela 1 mostra alguns dados da OMS em relação à violência contra a mulher.

Tabela 1 – Alguns dados de violência praticada contra mulheres

Proporção	Violência em relação às mulheres
25%	Mulheres sofrem abuso sexual por um parceiro íntimo, ao longo de suas vidas
15% a 71%	Prevalência de abuso físico ou sexual sofrido pelas mulheres ao longo da vida
1 em cada 5 dias	Dia que a mulher falta ao trabalho por causa da violência doméstica sofrida

Fonte: adaptado de OMS (2012)

A violência praticada contra mulheres envolve uma série de violações aos seus direitos humanos, dentre os quais destacamos a violência doméstica, o tráfico de mulheres, estupro, abuso físico e abuso sexual. Além de ser identificada como um fator de risco para vários agravos à saúde da mulher, tanto física como mental e reprodutiva, tem sido associada à violência invisível, e às altas taxas de suicídio e de tentativas de feminicídio.

9. CONSIDERAÇÕES FINAIS

Ainda, em pleno Século XXI, mulheres que apresentam problemas na saúde mental, enfrentam uma grande barreira, o estigma trazido pelos transtornos mentais, ou o estigma da "loucura". Para tal, necessário se faz debater estes preconceitos, desmistificando os transtornos mentais, para que se possa defender de fato uma saúde de qualidade.

Os desafios enfrentados pela mulher atual decorrente da sua múltipla tarefa, pode se tornar um fator que altera a qualidade de vida a ponto de causar sofrimento tanto para si como para a sua família e comunidade. Diante disso, buscar auxílio especializado para avaliar a forma mais adequada de terapia que alivie essa sobrecarga se faz necessário. Entretanto, é importante que os familiares estejam atentos às mudanças de comportamento e favoreçam este processo, com seu acolhimento. Uma família atenta é fundamental na terapêutica da saúde mental, visto poder estimular e contribuir na melhoria do humor e autoestima de todos os envolvidos no processo.

10. BIBLIOGRAFIA

ANDRADE, L. H. S. G. DE; VIANA, M. C.; SILVEIRA, C. M. Epidemiologia dos transtornos psiquiátricos na mulher. Archives of Clinical Psychiatry (São Paulo), v. 33, n. 2, p. 43–54, 2006.

BANDELOW, B.; MICHAELIS, S. Epidemiology of anxiety disorders in the 21st century. Dialogues in clinical neuroscience, v. 17, n. 3, p. 327–35, set. 2015.

BERENSON, A. B. et al. Physiologic and psychologic symptoms associated with use of injectable contraception and 20 microg oral contraceptive pills. American journal of obstetrics and gynecology, v. 199, n. 4, p. 351.e1-12, out. 2008.

ENTRINGER, S.; BUSS, C.; WADHWA, P. D. Prenatal stress, development, health and disease risk: A psychobiological perspective—2015 Curt Richter Award Paper. Psychoneuroendocrinology, v. 62, p. 366–375, dez. 2015.

ERNST, U. et al. Improvement of quality of life in women using a low-dose desogestrel-containing contraceptive: results of an observational clinical evaluation. The European journal of contraception & reproductive health care : the official journal of the European Society of Contraception, v. 7, n. 4, p. 238–43, dez. 2002.

ESHRE CAPRI WORKSHOP GROUP. The influence of social factors on gender health. Human Reproduction, v. 31, n. 8, p. 1631–1637, ago. 2016.

FERRARI, A. J. et al. Global variation in the prevalence and incidence of major depressive disorder: a systematic review of the epidemiological literature. Psychological Medicine, v. 43, n. 3, p. 471–481, 25 mar. 2013.

FLYNN, H. A.; BLOW, F. C.; MARCUS, S. M. Rates and predictors of depression treatment among pregnant women in hospital-affiliated obstetrics practices. General Hospital Psychiatry, v. 28, n. 4, p. 289–295, jul. 2006.

GALE, S.; HARLOW, B. L. Postpartum mood disorders: a review of clinical and epidemiological factors. Journal of psychosomatic obstetrics and gynaecology, v. 24, n. 4, p. 257–66, dez. 2003.

GAYNES, B. N. et al. Perinatal depression: prevalence, screening accuracy, and screening outcomes. Evidence report/technology assessment (Summary), n. 119, p. 1–8, fev. 2005.

GENTILE, S. Drug treatment for mood disorders in pregnancy. Current Opinion in Psychiatry, v. 24, n. 1, p. 34–40, jan. 2011.

GRAHAM, C. A. et al. The effects of steroidal contraceptives on the well-being and sexuality of women: a double-blind, placebo-controlled, two-centre study of combined and progestogen-only methods. Contraception, v. 52, n. 6, p. 363–9, dez. 1995.

HALES, R. E.; YUDOFSKY, S. C.; ROBERTS, L. W. The American Psychiatric Publishing Textbook of Psychiatry. [s.l.] American Psychiatric Publishing, 2014.

HALL, K. S. et al. Influence of depressed mood and psychological stress symptoms on perceived oral contraceptive side effects and discontinuation in young minority women. Contraception, v. 86, n. 5, p. 518–25, nov. 2012.

HIRST, K. P.; MOUTIER, C. Y. Postpartum major depression. American family physician, v. 82, n. 8, p. 926–33, out. 2010.

ISLAM, M. M. et al. Gender-based personalized pharmacotherapy: a systematic review. Archives of Gynecology and Obstetrics, abr. 2017.

JOFFE, H.; COHEN, L. S.; HARLOW, B. L. Impact of oral contraceptive pill use on premenstrual mood: predictors of improvement and deterioration. American journal of obstetrics and gynecology, v. 189, n. 6, p. 1523–30, dez. 2003.

JOHNSON, S. R.; MCCHESNEY, C.; BEAN, J. A. Epidemiology of premenstrual symptoms in a nonclinical sample. I. Prevalence, natural history and help-seeking behavior. The Journal of reproductive medicine, v. 33, n. 4, p. 340–6, abr. 1988.

KEPPLE, A. L. et al. History of Postpartum Depression in a Clinic-Based Sample of Women With Premenstrual Dysphoric Disorder. The Journal of Clinical Psychiatry, v. 77, n. 4, p. e415–e420, 27 abr. 2016.

KESSLER, R. C. et al. Lifetime Prevalence and Age-of-Onset Distributions of DSM-IV Disorders in the National Comorbidity Survey Replication. Archives of General Psychiatry, v. 62, n. 6, p. 593, jun. 2005.

KEYES, K. M. et al. Association of Hormonal Contraceptive Use With Reduced Levels of Depressive Symptoms: A National Study of Sexually Active Women in the United States.

American Journal of Epidemiology, v. 178, n. 9, p. 1378–1388, 1 nov. 2013.

KOHEN, D. Psychotropic medication in pregnancy. Advances in Psychiatric Treatment, v. 10, n. 1, 2003.

KRISTJÁNSDÓTTIR, J. et al. Self-reported health in adolescent girls varies according to the season and its relation to medication and hormonal contraception--a descriptive study. The European journal of contraception & reproductive health care : the official journal of the European Society of Contraception, v. 18, n. 5, p. 343–54, 14 out. 2013.

MILLER, L. J. Postpartum depression. JAMA, v. 287, n. 6, p. 762–5, fev. 2002.

MUNK-OLSEN T et al. New parents and mental disorders: A population-based register study. JAMA, v. 296, n. 21, p. 2582–2589, 2006.

NUNES, M. A. et al. Common mental disorders and sociodemographic characteristics: baseline findings of the Brazilian Longitudinal Study of Adult Health (ELSA-Brasil). Revista

Brasileira de Psiquiatria, v. 38, n. 2, p. 91–97, jun. 2016.

PAWLUSKI, J. L.; LONSTEIN, J. S.; FLEMING, A. S. The Neurobiology of Postpartum Anxiety and Depression. Trends in Neurosciences, v. 40, n. 2, p. 106–120, fev. 2017.

PINKERTON, J. V.; GUICO-PABIA, C. J.; TAYLOR, H. S. Menstrual cycle-related exacerbation of disease. American Journal of Obstetrics and Gynecology, v. 202, n. 3, p. 221–231, mar. 2010.

RAI, S.; PATHAK, A.; SHARMA, I. Postpartum psychiatric disorders: Early diagnosis and management. Indian journal of psychiatry, v. 57, n. Suppl 2, p. S216-21, jul. 2015.

REGIER, D. A. et al. Prevalence of anxiety disorders and their comorbidity with mood and addictive disorders. The British journal of psychiatry. Supplement, n. 34, p. 24–8, 1998.

ROSENBERG, M. J.; WAUGH, M. S. Oral contraceptive discontinuation: a prospective evaluation of frequency and reasons. American journal of obstetrics and gynecology, v. 179, n. 3 Pt 1, p. 577–82, set. 1998.

SANDERS, S. A. et al. A prospective study of the effects of oral contraceptives on sexuality and well-being and their relationship to discontinuation. Contraception, v. 64, n. 1, p. 51–8, jul. 2001.

SCHAFFIR, J.; WORLY, B. L.; GUR, T. L. Combined hormonal contraception and its effects on mood: a critical review. The European Journal of Contraception & Reproductive Health Care, v. 21, n. 5, p. 347–355, 2 set. 2016.

SEPEDE, G. et al. Premenstrual Dysphoric Disorder Without Comorbid Psychiatric Conditions. Clinical Neuropharmacology, v. 39, n. 5, p. 241–261, 2016.

SINA, A. Mulher e trabalho : o desafio de conciliar diferentes papéis na sociedade. [s.l.] Saraiva, 2005.

SLAP, G. B. Oral contraceptives and depression: impact, prevalence and cause. Journal of adolescent health care : official publication of the Society for Adolescent Medicine, v. 2, n. 1, p. 53–64, set. 1981.

ULRICH, F.; PETERMANN, F. Consequences and Possible Predictors of Health-damaging Behaviors and Mental Health Problems in Pregnancy - A Review. Geburtshilfe und Frauenheilkunde, v. 76, n. 11, p. 1136–1156, nov. 2016.

VIGUERA, A. C. et al. Episodes of mood disorders in 2,252 pregnancies and postpartum periods. The American journal of psychiatry, v. 168, n. 11, p. 1179–85, nov. 2011.

VITALE, S. G. et al. Psychopharmacotherapy in Pregnancy and Breastfeeding. Obstetrical & Gynecological Survey, v. 71, n. 12, p. 721–733, dez. 2016.

WEISS, E. L.; LONGHURST, J. G.; MAZURE, C. M. Childhood sexual abuse as a risk factor for depression in women: psychosocial and neurobiological correlates. The American journal of psychiatry, v. 156, n. 6, p. 816–28, jun. 1999.

WHITEFORD, H. A. et al. The Global Burden of Mental, Neurological and Substance Use Disorders: An Analysis from the Global Burden of Disease Study 2010. PLOS ONE, v. 10, n. 2, p. e0116820, 6 fev. 2015.

WOODS, S. M. et al. Psychosocial stress during pregnancy. American Journal of Obstetrics and Gynecology, v. 202, n. 1, p. 61.e1-61.e7, jan. 2010.

YOUNG, E. A. et al. Influences of hormone-based contraception on depressive symptoms in premenopausal women with major depression. Psychoneuroendocrinology, v. 32, n. 7, p. 843–53, ago. 2007.

ANTICONCEPCIONAIS E A AUTOMEDICAÇÃO

Janaina Marques
Suzane Helena Soares de Mello
Herbert Arlindo Trebien

1. INTRODUÇÃO

Anticoncepção é o uso de métodos e técnicas com a finalidade de impedir que a prática do relacionamento sexual resulte em gravidez. É um dos recursos para se desenvolver o planejamento familiar, pelo qual as pessoas geram prole de forma voluntária em tempo e em número programados. Dentre os métodos mais utilizados para o controle da fertilidade, têm-se: os métodos de barreira, os contraceptivos orais, os dispositivos intrauterinos, as progestinas a longo prazo, a esterilização e o aborto, incluído aqui, embora seja liberado apenas em casos específicos no Brasil (LONGO, 2013).

A contracepção hormonal iniciou-se com os primeiros comprimidos de altas doses de estrogênio combinado com os chamados progestagênios de primeira geração. Atualmente, há formulações mais modernas com uma dose mais baixa de estrogênios e uma variedade de progestagênios. Estas mudanças foram impulsionadas pela busca de uma contracepção hormonal mais segura e confiável (DHONT, 2013).

O método ideal, deve ser específico para cada mulher, visto que há diferentes estilos de vida e características clínicas, que devem ser considerados na individualização do método, visando maior adesão ao mesmo. Estes métodos, são variados, e apresentam diferentes graus de eficácia (DUNCAN, 2013). Nos mais eficazes ocorre menos de uma gravidez por 100 mulheres em um ano, e são eles: o implante, o dispositivo intrauterino (DIU) e a esterilização. Os de moderada eficácia são: os injetáveis, as pílulas, o anel vaginal, o adesivo, os preservativos, e o diafragma, que quando usados adequadamente, ocorre menos de 5 gravidezes por 100 mulheres em um ano. Dentre os de baixa eficácia ocorre cerca de 30 gravidezes por 100 mulheres em um ano e eles são: métodos de percepção do período fértil, coito interrompido e espermicidas (OMS, 2007).

Além da eficácia de cada método, deve-se observar os critérios de elegibilidade, que são o conjunto de condições que definem se aquela pessoa pode ou não utilizar dado mecanismo contraceptivo, e se dividem em 4 categorias. A Categoria 1 abrange as condições nas quais o método pode ser utilizado sem qualquer restrição. A Categoria 2 inclui as condições em que o uso do método em apreço pode apresentar algum risco, mas pode ser usado com cautela e precauções maiores. A Categoria 3 contempla condições em que a aplicação da técnica pode estar associada a um risco, o método não é o mais apropriado para aquela pessoa, podendo, contudo, ser usado no caso de não haver outra opção disponível, desde que a paciente se submeta a uma vigilância médico-clínica muito rigorosa. A Categoria 4, por fim, abrange condições apresentadas pela paciente que determinam que o uso do método desejado constitui um risco inaceitável à saúde estando este contraindicado (OMS, 2007).

O uso do método contraceptivo pode ser direcionado para determinado objetivo, como, por exemplo, para prevenir as Doenças Sexualmente Transmissíveis (DSTs). Nesse caso, é necessário utilizar métodos de barreira, como os preservativos, que são bastante efetivos para evitar agentes transmitidos por secreções infectadas como o Vírus da Imunodeficiência Humana (HIV), clamídia e gonorreia, mas são menos eficazes em prevenir organismos transmitidos via contato cutâneo, como o Herpes e o Vírus do papiloma Humano (HPV) (DUNCAN, 2013).

A contracepção pode ser obtida por meio de diversos métodos, como os de barreira que incluem: a camisinha masculina, a camisinha feminina e diafragma. Entre os métodos comportamentais mais utilizados estão: Método de Ogino-Knaus ou da tabela, abstinência periódica, método do muco cervical ou de Billings, temperatura basal, sintotérmico, entre outros. Entre os métodos de contracepção hormonal há: os anticoncepcionais orais e injetáveis, o implante, o adesivo hormonal e o anel vaginal.

A seguir há uma breve descrição sobre os tipos de contracepção disponíveis no Brasil.

2. ANTICONCEPCIONAIS

Um grande número de anticoncepcionais utiliza a formulação combinada de baixas doses de dois hormônios: um estrogênio e um progestagênio, o estrogênio é o etinilestradiol. O mestranol não é mais utilizado pela necessidade de conversão hepática, e por causar adenomas. O progestagênio pode ser: derivado da 19-nortestosterona, pregnano e derivado da espirolactona. A 19-nortestosterona é prevalente em pílulas como o levonorgestrel, gestodeno, desogestrel e é mais eficiente em inibir o eixo hipotálamo hipófise, podendo ter alguma ação androgênica, que foi sendo reduzida progressivamente conforme novos compostos foram desenvolvidos, sendo o levonorgestrel o de maior atividade androgênica. Os prepnanos são de acetato de ciproterona e a drospirenona e é derivada da espirolactona, com ação progestacional. O desogestrel inibe a liberação de gonadotrofinas hipofisárias e está disponível nas pílulas só com progestagênio (GIORDANO, 2009).

Os Anticoncepcionais orais combinados (AOCs) têm diversos mecanismos de ação, incluindo a supressão do hormônio hipotalâmico libertador de gonadotrofina (GnRH) e da secreção de gonadotrofina pituitária. O mecanismo mais importante para proporcionar contracepção é a inibição pelo bloqueio do pico de Hormônio Luteinizante (LH), de modo que não ocorre a ovulação, sendo que os AOCs são melhores que o só de progestina nesse sentido. Outro mecanismo de ação contraceptiva é a supressão da foliculogênese ovariana, com modificações no endométrio, dificultando a nidação, alterando o muco cervical e tornando-o hostil a ascensão dos espermatozoides, por modificações no peristaltismo tubário, interferindo no transporte ovular e causando alterações nas respostas ovarianas às gonadotrofinas hipofisárias (POLI, 2009). Logo, há uma grande variedade de fórmulas de AOCs em relação a dose e tipo de estrogênios e progestagênios, a sequência de combinações hormonais e a via de administração (oral, transdérmica ou vaginal), e por isso que estudos prospectivos em larga escala para determinar qual fórmula é a melhor no que diz respeito à segurança, eficácia e tolerabilidade, são pouco disponíveis, ou inviáveis (DHONT, 2013).

Os anticoncepcionais hormonais orais podem se apresentar várias formas. A maior parte dos anticoncepcionais trazem 21 comprimidos, mas também existem outras pílulas como as de 24 ou 28 comprimidos, que se diferenciam pelo tempo de pausa e pela ocorrência ou não de menstruação. Nas cartelas com 21 comprimidos, estes devem ser iniciados no primeiro dia do fluxo menstrual, e deve-se ingerir uma drágea por dia no mesmo horário, durante 21 dias. Durante 7 dias faz-se uma pausa e inicia-se no oitavo dia uma nova cartela (Exemplos: Yasmin, Diane 35). Nos de 24 comprimidos, deve-se tomar 1 comprimido por dia até o final da cartela, sempre no mesmo horário, totalizando 24 dias com pílula. Em seguida, deve-se fazer uma pausa de 4 dias, quando normalmente ocorre a menstruação, e iniciar uma nova cartela no 5º dia após a pausa (Exemplos: Yaz, Siblima). E finalmente, os de 28 comprimidos, toma-se 1 comprimido por dia até o final da cartela, sempre no mesmo horário, totalizando 28 dias com pílula. Quando terminar a cartela, deve-se iniciar outra logo no dia seguinte, sem pausa entre elas. Os 4 últimos comprimidos desta cartela não têm hormônios, e é durante esse período que a menstruação deve ocorrer (Exemplos: Gestinol, Elani 28)(POLI, 2009). Os AOCs estão disponíveis em muitas formulações e não há nenhuma evidência de que AOCs genéricos são menos eficazes (KATHRYN, 2016). Quando não há erros na ingestão das pílulas, ocorre cerca de 3 gravidezes por 1.000 mulheres em um ano. (OMS, 2007).

No uso estendido, algumas mulheres ingerem pílulas hormonais por 12 semanas sem intervalo, seguido de uma semana de pílulas não hormonais (ou não utilizam pílulas). No uso contínuo elas utilizam pílulas hormonais sem absolutamente nenhum intervalo. Entre as desvantagens do uso estendido ou contínuo, há um sangramento irregular que ocorre até os seis primeiros meses de uso. Regimes contínuos ou de ciclo prolongado têm sido usados por clínicos para o tratamento de Endometriose (KATHRYN, 2016). O uso estendido apresenta períodos de sangramento menos frequentes, e são mais eficientes no controle dos sintomas pré-menstruais, como cefaleia, sendo mais aconselhável para mulheres com endometriose, anemia, e outras condições clínicas que podem ser controladas cm pílulas hormonais. (GIORDANO, 2009).

É importante observar, em relação ao uso de contraceptivos hormonais, que não há a necessidade de um "descanso" extra além da semana de pausa entre as cartelas. Devem ser tomados diariamente, independente da mulher ter relação sexual naquele dia. Não tornam a mulher infértil e não provocam defeitos (ou malformações) de nascença ou múltiplos nascimentos. Assim como não interrompe uma gravidez já existente.

Se a paciente apresentar história de infarto, doença cardíaca devido a aterosclerose, acidente vascular encefálico ou se sua pressão arterial for elevada, não se deve utilizar AOCs (OMS, 2007). Nesses casos, em que as mulheres apresentam contraindicação de utilizar pílulas combinadas om estrogênio na formulação, pode-se optar por pílulas só com progestógeno na composição ou outro método não hormonal.

Caso a mulher esteja amamentando parcialmente ela pode começar a tomar AOCs logo depois de completar seis semanas após o parto. É seguro para mulheres amamentando e seu bebê. As pílulas só de progestógeno não afetam a produção de leite, soma-se ao efeito anticoncepcional da amamentação e juntos, proporcionam proteção eficaz contra a gravidez, mas há contraindicação se estiver amamentando há menos de 6 semanas após o parto, portanto, pode ser utilizada durante a amenorreia lactacional, que corresponde aos 6 meses após o parto em aleitamento exclusivo ou predominante em amenorreia, como complementação hormonal.

O advento dos progestagênios mudou o perfil da pílula contraceptiva, dando a ela uma alta eficácia com nível baixo de hormônio, permitindo seu uso em pacientes sadias, até os 50 anos (POLI, 2009). A progesterona possui efeitos contraceptivos menos confiáveis (perda de uma dose já pode ocorre concepção). Os efeitos metabólicos dos AOCs, tais como a redução no colesterol da lipoproteína de alta densidade (HDL), e as concentrações séricas de colesterol, ocorrem pela atividade androgênica da progestina (KATHRYN, 2016).

Há os anticoncepcionais monofásicos, onde todos comprimidos são iguais, usados na composição de 21 dias para 7 dias de intervalo, os com 24 dias de uso e 4 de intervalo e uso contínuo. Há os bifásicos e trifásicos, em que a dosagem de progesterona aumenta, conforma a continuação da cartela, e o bifásico, em que aumenta a progesterona e diminui o estrogênio em duas fases, para evitar sangramento do meio do ciclo (GIORDANO, 2009).

A progestina causa efeitos sobre o endométrio, tornando-o menos adequado para implantação. A exposição a progestina diariamente leva a decidualização endometrial e eventual atrofia (em regimes de ciclo contínuo). Ela também é responsável pelas alterações no muco cervical, que se torna menos permeável à penetração por um espermatozoide e pelo prejuízo da motilidade tubária normal e peristaltismo (KATHRYN, 2016).

Foram feitas várias tentativas para substituir o etinilestradiol com o estrogênio natural estradiol, mas estas tentativas foram abandonadas por causa de problemas com o controle do ciclo e eficácia contraceptiva. Estes problemas foram superados recentemente pelo estabelecimento de uma combinação de quatro fases de valerato de estradiol. Comparado ao etinilestradiol, os estrogênios naturais têm menos afinidade para as células do fígado (DHONT, 2013).

Derivados da espirolactona tem atividade diurética leve, o que pode ser interessante para mulheres que retém líquido no período pré-menstrual. Espera-se menos impacto na pressão arterial por essa ação anti-mineralocorticoide. Já a drospirenona pode gerar alivio da tensão pré-menstrual. A associação de drosperina com etilestradiol no uso estendido é eficaz no controle de sintomas pré-menstruais (GIORDANO, 2009).

3. OUTROS MÉTODOS

3.1. DIU

O DIU ocasiona o aumento da motilidade tubária, causa prevenção da implementação, imobilização dos espermatozoides, aumento da produção local de prostaglandinas, e, graças ao o cobre, pode interferir na captação de estrogênio. O

DIU com Levonorgestrel (LNG-20), libera Levonorgestrel durante 5 anos, e tem índice da falha de 0,2 por 100 mulheres eu um ano. Alguns autores defendem que durante a menstruação o útero é mais permeável e por isso facilita a colocação, outros relatam que pode facilitar infecção ascendente e perfurações. Algumas mulheres podem expulsar parcialmente ou totalmente o DIU (ocorre em até 25% das inserções) é mais comum, em jovens, nulíparas e pós-parto. Há maiores riscos de engravidar quando isto ocorre (POLI, 2009). O DIU demonstrou ser muito eficaz por até 12 anos. Ocorre sangramento mais longo e intenso e mais cólicas ou dor durante a menstruação, especialmente nos primeiros 3 a 6 meses. Ocorre menos de 1 gravidez por 100 mulheres que utilizam DIU durante o primeiro ano (6 a 8 por 1.000 mulheres), (OMS, 2007).

O risco maior de apresentar salpingite crônica e infertilidade tubária com o DIU, aparece em nulíparas. A OMS contraindica em casos de gestação, suspeita de câncer de endométrio e ovário, dois ou mais episódios de doença inflamatória pélvica (DIP) prévia. Os riscos são maiores que o benefício em casos de HIV positivo e em elevado fator de risco para DSTs. Os riscos são menores que os benefícios em: história de DIP sem gestação prévia, miomas, vaginites sem cervicites, nuliparidade e endometriose. Pode-se usar sem restrições em caso de gravidez ectópica, doenças de mama, hipertensas, pós-aborto no primeiro trimestre (POLI, 2009). Raramente conduzem a uma DIP. Não aumentam o risco de contrair DSTs, inclusive HIV. Não aumentam o risco de aborto espontâneo quando a mulher engravida depois do DIU ser removido. Não tornam a mulher estéril. Não causam defeitos ou malformações de nascença. Não causam câncer. Não causam desconforto ou dor para a mulher durante o sexo. O dispositivo intrauterino com levonorgestrel (DIU- LNG) é um dispositivo plástico em forma de T com liberação constante e regular de pequenas quantidades delevonorgestrel por dia. Muito eficaz por 5 anos, sendo imediatamente reversível. Mudanças na menstruação são comuns (OMS, 2007).

3.2. INJETÁVEIS

Os injetáveis podem ser combinados mensais, bimestrais e trimestrais. Com os mensais ocorre menstruação em menor intensidade, e menos irregular ou ocasional. É importante reaplicar a cada 4 semanas para maior eficácia. A injeção pode ser adiantada ou atrasada em até 7 dias. Os injetáveis mensais contêm 2 hormônios—um progestágeno e um estrógeno. Também são chamados de anticoncepcionais injetáveis mensais (AICs). Ocorre menos do que 1 gravidez para 100 mulheres que usam injetáveis mensais no primeiro ano. Os anticoncepcionais injetáveis bi e trimestrais podem ser de "acetato de medroxiprogesterona de depósito" (AMPD) e "enantato de noretisterona" (NET-EN). Para se obter mais eficácia, é importante voltar a cada 3 meses (13 semanas) para a aplicação de AMPD ou a cada 2 meses para NET-EN. É comum haver um ganho de peso gradual. O retorno da fertilidade, leva alguns meses a mais após a interrupção dos injetáveis só de progestógeno, do que com outros métodos. É aplicada por meio de uma injeção no músculo (injeção intramuscular) e o hormônio é então liberado lentamente na corrente sanguínea. Uma fórmula diferente de AMPD pode ser aplicada sob a pele (injeção subcutânea). A administração pelas vias acima de anticoncepcionais hormonais evita o efeito de primeira passagem no fígado, mais isso não resulta em uma diminuição do risco de eventos trombóticos (DHONT, 2013).

3.3. ADESIVO

Um sistema transdérmico contraceptivo é um novo método para a prestação de contracepção hormonal. O Adesivo transdérmico deve ser utilizado sobre o corpo o tempo todo (dia e noite). Um novo adesivo é colocado toda semana, durante 3 semanas, seguido de uma semana onde não se usa nenhum adesivo. Ele é a base de estrogênio, ou combinado (OMS, 2007). Eles liberam 20 mcg de etinilestradiol e 150 mcg de norelgestromin diariamente. Embora a dose de etinilestradiol seja mais baixo do que muitos AOCs, esta preparação transdérmica está associada à exposição de estrogênio aproximadamente 60% mais elevado do que os AOCs combinados contendo etinilestradiol com 35 mcg e está relacionado a um possível aumento do risco de tromboembolismo venoso (KATHRYN, 2016). O adesivo não é removido nem tem sua eficácia reduzida, se a usuária suar ou tomar banho.

3.4. ANEL VAGINAL

É um anel flexível com um diâmetro externo de 54mm e uma espessura de 4mm que contém etonogestrel e etinilestradiol (NuvaRing®). Colocado na vagina, libera, diariamente, em média 120µg de etonogestrel e 15µg de etinilestradiol. O regime de uso desse contraceptivo envolve a colocação na vagina onde deve permanecer por 3 semanas, dia e noite, após esse período, o mesmo é removido. O número de dias sem o anel é de 7 dias, e no oitavo dia, deve ser colocado um novo anel, ou seja, um regime de uso igual ao das pílulas combinadas. Seu mecanismo de ação é o mesmo das pílulas, inibe a ovulação. Entre as vantagens em relação a pílula combinada, pode-se citar: é fácil a sua colocação, torna-se muito conveniente, pois não há o risco de esquecimento e os hormônios, absorvidos pela vagina, não tem a primeira passagem pelo fígado, pois vão direto à circulação sistêmica e, assim, provocam menor impacto metabólico. As maiores desvantagens relacionadas são: sensação de corpo estranho, desconforto vaginal associados a problemas coitais e expulsão do anel (ROUMEN, 2001). O anel vaginal por ser relativamente novo, apresenta pouca informação disponível a respeito da segurança desse método entre mulheres com condições médicas específicas. Mas, de acordo com as evidências disponíveis, o anel vaginal hormonal combinado oferece perfis de segurança e farmacocinética equivalentes aos AOCs com fórmulas hormonais similares, com efeitos semelhantes na função ovariana de mulheres saudáveis (VAN DEN HEUVEL, 2005).

3.5. IMPLANTES

Os implantes são cápsulas flexíveis e bastões de silicone contendo progestágenos que são colocadas sob a pele do antebraço. Proporcionam proteção de longo prazo contra a gravidez. São eficazes por 3 a 7 anos, dependendo do tipo de implante, sendo seus efeitos imediatamente reversíveis ao cessar o uso. Há também implante a base de levonorgestrel. Ele não é biodegradável e evita metabolismo de primeira passagem, e podem liberar conteúdo de progesterona por até 5 anos. Ocorre menos de 1 gravidez por 100 mulheres que utilizam implantes no primeiro ano (5 para cada 10.000 mulheres). O principal mecanismo de ação do implante de etonogestrel, dispositivo colocado por via subcutânea, é a supressão da ovulação. O problema principal é a mudança de padrões de sangramento menstrual (OMS, 2007).

3.6. CONTRACEPÇÃO DE EMERGÊNCIA

A contracepção de emergência é utilizada para prevenir a gravidez depois de relação sexual desprotegida ou inadequadamente protegida. Só pode ser eficaz quando tomada antes da ovulação ocorrer. Levonorgestrel parece mais eficaz e melhor tolerada do que o Yuzpe clássico (ele pode ser administrado até 5 dias de acordo com a OMS) após relação sexual desprotegida. O esquema não tem qualquer efeito sobre o endométrio, função de corpo lúteo e implantação, não é abortiva e não prejudica o feto, se for acidentalmente tomada no início da gravidez. Ele não tem qualquer impacto sobre a taxa de gravidezes ectópicas. Tornou-se o método padrão utilizado até hoje na maioria dos países (DHONT, 2013). Contracepção de emergência consiste no Levonorgestrel. Efetivo se realizado dentro de 72 horas e repetida 12 horas mais tarde. Na semana posterior, pode haver em alguns casos: náusea, dor abdominal, fadiga, dores de cabeça, tontura e vômitos. Quanto antes forem tomadas, melhor. Não interrompem uma gravidez já existente. São seguras para todas as mulheres: inclusive mulheres que não podem utilizar métodos contraceptivos hormonais regulares (OMS, 2007).

A utilização indiscriminada deste método, pode interferir no ciclo menstrual, ocasionando uma gravidez indesejada.

4. EFICÁCIA

Todos os anticoncepcionais têm uma excelente eficácia quando utilizado corretamente. Na prática diária, no entanto, a eficácia é de dez vezes menor do que a obtida nos estudos clínicos, por uso incorreto dos medicamentos e interações medicamentosas. Por norma, a eficácia está relacionada com o cumprimento das orientações, a dose de estrogênio e progestágenos e o intervalo entre dois ciclos de comprimidos. A formula mais eficaz é quando as mulheres tomam a pílula continuamente. Há uma grande diferença entre a eficácia teórica (método de eficácia) da pílula que se aproxima cem por cento e a eficácia clínica (eficácia de uso típico) que depende da adesão das pacientes (DHONT, 2013). A eficácia depende da usuária, o risco de gravidez é maior quando uma mulher começa uma nova cartela de pílulas com três ou mais dias de atraso ou deixa de tomar três ou mais pílulas perto do início ou do fim de uma cartela.

Deve-se evitar ao máximo qualquer esquecimento. Se ocorrer o esquecimento da tomada de 1 pílula, a usuária deve tomá-la tão logo aperceber-se do fato. Se isso ocorrer no momento de tomar a pílula seguinte, tomar as 2 pílulas conjuntamente. Se ocorrer esquecimento de 2 pílulas consecutivas, deve tomar a pílula do dia mais uma (2 pílulas juntas) em 2 dias consecutivos e usar método adicional, de barreira, ou evitar relações sexuais por 14 dias. Se o esquecimento for de 3 ou mais pílulas, provavelmente ocorrerá sangramento. Nessa ocorrência, o retorno ao uso das pílulas se fará por meio de cartela nova, iniciando no 5o dia do sangramento, respeitando o cuidado de usar método adicional, de barreira, durante os primeiros 14 dias. Se não ocorrer o sangramento imediatamente, este deve ser aguardado, sendo fundamental o uso de método de barreira pelos mesmos 14 dias (THORNEYCROFT, 2000).

As pílulas só de progestógeno (PSPs) também são conhecidas como "minipílulas" e quando são tomadas todos os dias no mesmo horário, ocorre 9 gravidezes para cada 1.000 mulheres (OMS, 2007).

Há a hipótese de que a ovulação 'incessante' é um fator de risco para neoplasia de ovário. Vários estudos demonstram efetivamente que o risco relativo de câncer de ovário aumenta significativamente com o aumento do número de ovulações na vida. A maioria dos canceres de endométrio (70% a 80%) são induzidos por estimulação estrogênica crônica. Com a supressão da ovulação pelos AOCs ocorre a redução da proliferação do endométrio e, consequentemente, a produção de prostaglandinas, e podem ser eficazes na redução dos sintomas de dismenorreia (GIORDANO, 2009).

Os sintomas da Síndrome pré-menstrual (TPM) ocorrem regularmente durante a fase lútea, da fase do ciclo menstrual e até o final da menstruação e parece ser causado pela progesterona produzida após a ovulação em mulheres que têm sensibilidade a progesterona.

A terapia hormonal é uma importante alternativa ou complemento a cirurgia para a endometriose sintomática. A endometriose é estrogênio-dependente e seus tratamentos médicos baseiam-se nos efeitos anti-estrogênicos locais. AOCs também reduzem a taxa de recorrência da endometriose no pós-operatório e deve ser considerada uma estratégia terapêutica a longo prazo a fim de limitar ainda mais danos a fertilidade futura.

5. EFEITOS COLATERAIS

Os riscos e efeitos colaterais de contraceptivos orais são influenciados pelo tipo, dose, e via de administração de estrogênio, bem como a dose e o tipo de progestina. Os AOCs com dose mais baixas de estrogênio são associados com riscos reduzidos de tromboembolismo venoso e os efeitos colaterais estrogênicos, tais como sensibilidade mamária, náuseas e inchaço. Os AOCs de estrogênio com baixa dose (10 a 20 mcg) estão associados com maiores taxas de sangramentos irregulares, o que é uma razão comum para a interrupção deste método (KATHRYN, 2016). Entre os efeitos colaterais há as alterações nos padrões da menstruação (sangramento irregular, amenorreia), dores de cabeça, tontura, náusea, sensibilidade das mamas, alteração de humor, alteração do peso, retenção de fluido, efeito anabólico, rubor, acne e hiperpigmentação (OMS, 2007).

Enquanto alguns estudos epidemiológicos sugerem que o excesso de peso ou obesidade pode aumentar o risco de engravidar em uso AOCs, a associação foi atenuada após ajuste de dose para idade, raça / etnia e paridade. Dados de ensaios clínicos são limitados. Uma possível explicação para a taxa de falhas maior entre as mulheres com excesso de peso, seria a supressão incompleta do eixo hipotálamo-hipófise-ovário, resultando em desenvolvimento folicular e ovulação. Contracepção oral deve ser evitada em mulheres na perimenopausa obesas, pois o risco de tromboembolismo venoso aumenta com a idade e o índice de massa corporal (IMC) (KATHRYN, 2016).

O efeito do comprimido sobre a libido é variável. Em média, ligeiras variações na libido da mulher com um pico no momento da ovulação, devido ao aumento da produção de testosterona (DHONT, 2013). O progestagênio diminui efeitos estrogênicos extracontraceptivos de forma geral, por isso a preferência por formulações mais novas com menor androgenicidade (GIORDANO, 2009).

Os estrógenos aumentam a síntese de várias proteínas hepáticas que têm um efeito pró-trombótico bem estabelecido. Não há dúvida de que os AOCs aumentam o risco de tromboembolismo duas a quatro vezes, sendo que o risco de tromboembolismo fatal entre mulheres jovens é extremamente raro. O risco de trombose foi duas vezes maior com AOC contendo os progestágenos de terceira geração (desogestrel e gestodeno) em comparação com aqueles com as pílulas de segunda geração contendo levonorgestrel. Embora estudos epidemiológicos indiquem que o efeito trombogênico dos estrogênios é modulada pelo tipo do progestágeno associado. No entanto, o senso comum dita que pílulas de segunda geração devem ser a primeira escolha para mulheres que começam a utilizar AOCs. Os AOCs podem aumentar o risco de trombose arterial (acidente vascular cerebral trombótico e infarto do miocárdio). Fatores como fumar, ter hipertensão e a idade, são fatores de risco independentes e devem ser levados em conta ao estimar o risco individual de trombose arterial (DHONT, 2013). A existência atual de coágulo sanguíneo em veias profundas das pernas ou dos pulmões, é contraindicação absoluta para o uso de AOCs. Vários estudos epidemiológicos relataram um aumento do risco de trombose venosa profunda com o uso de progestinas. Um aumento semelhante no risco tem sido relatado com anticoncepcionais orais que contêm acetato de ciproterona, a drospirenona, e o adesivo contraceptivo em comparação com levonorgestrel. Existem preocupações sobre um excesso de risco de tromboembolismo venoso com preparações que contenham drospirenona, quando comparado com os que contêm levonorgestrel (KATHRYN, 2016).

O efeito dos AOCs sobre o risco de câncer de mama é controverso. Utilização de longa data de AOCs está associada com um pequeno, mas significativo, aumento do risco de câncer cervical (DHONT, 2013).

Nas Interações medicamentosas o metabolismo de contraceptivos orais pode ser acelerado por qualquer droga que aumenta a atividade da enzima microssomal hepática, tais como fenobarbital, fenitoína, griseofulvina, rifampicina. Como resultado, a eficácia contraceptiva é susceptível e pode ser reduzida nas mulheres que tomam esses medicamentos. De acordo com a OMS as mulheres que tomam anticonvulsivantes, incluindo fenitoína, carbamazepina, barbitúricos, primidona, topiramato, oxcarbazepina não devem usar contracepção hormonal (com exceção do acetato de medroxiprogesterona de depósito (DMPA). Os AOCs podem aumentar a depuração da lamotrigina e levanta preocupações sobre o controle das crises se são usados em combinação com anticonvulsivantes. A rifampicina é o único antibiótico que comprovadamente diminui os níveis de etinilestradiol e progesterona sérica em mulheres que tomam anticoncepcionais orais e um método contraceptivo não hormonal é recomendado para estas mulheres. A rifampicina pode também diminuir a eficácia do transdérmico e anel vaginal. Supositórios com miconazol e cremes vaginais parecem não afetar os níveis séricos de esteroides em mulheres usando o anel vaginal. Erva de São João induz o citocromo P450, o que pode aumentar o metabolismo e reduzir a eficácia terapêutica de AOCs. Interações medicamentosas podem ocorrer entre os AOCs e muitos dos medicamentos usados para tratar a infecção pelo HIV (KATHRYN, 2016).

Para muitas mulheres, o fluxo menstrual retorna no prazo de 30 dias após a interrupção da pílula. Mas a menstruação e a fertilidade devem voltar ao normal em quase todas as mulheres por até 90 dias. Assim, as mulheres que não menstruam três meses após a interrupção da pílula devem ser submetidas avaliação como qualquer mulher em amenorreia.

Algumas das condições médicas que representam um risco inaceitável para a saúde se o AOC for iniciado incluem: Idade ≥35 anos e tabagismo (≥15 cigarros por dia), múltiplos fatores de risco para doença cardiovascular arterial (tais como idade avançada, tabagismo, diabetes e hipertensão), hipertensão (sistólica ≥160 mmHg ou diastólica ≥100 mmHg), tromboembolismo venoso, mutações trombogênicas; doença isquêmica do coração, histórico de acidente vascular cerebral, doença cardíaca valvular complicada (hipertensão pulmonar, risco de fibrilação atrial, antecedente de endocardite bacteriana subaguda), lúpus eritematoso sistêmico, enxaqueca com aura (em qualquer idade), câncer de mama, cirrose, adenoma hepatocelular ou hepatoma maligno (KATHRYN, 2016). Se a mulher tem histórico de doença hepática ou câncer de mama, deve-se escolher um método sem uso de hormônios. Se for diabética, ou sofrer com cefaleia, deve escolher um método sem estrógeno, mas que não seja o injetável só de progestógeno (OMS, 2007).

6. AUTOMEDICAÇÃO

O uso indevido de medicamentos pode causar intoxicação, alergia, dependência, mascarar sintomas de doenças graves, e intensificar um quadro inicial de uma doença. Sabe-se que há milhares de substâncias que interagem com o anticoncepcional, entre elas: a Erva de São João (utilizada como um antidepressivo), os barbitúricos, os antifúngicos e os antibióticos, principalmente a rifampicina. Entre os tipos de interação que podem correr, os AOCs são capazes de cessar o efeito de anti-hipertensivos e intensificar o efeito de corticoides.

Utilizar o anticoncepcional juntamente com um medicamento fitoterápico pode reduzir sua eficácia. Assim como se utilizado com antibióticos. Mas quando utilizado com hormônio femininos, como o estrógeno, pode causar o aumento da coagulação sanguínea, aumentar o risco relativo de desenvolver trombose, infarto e acidente vascular encefálico (AVE).

A escolha do método deve observar o grau de eficácia, as características clínicas e sociais da mulher, os critérios de elegibilidade, e os objetivos pretendidos, como prevenir DSTs e regular o ciclo. Na automedicação essas observações podem ser negligenciadas, e com o uso inadequado dos contraceptivos, pode ocorrer uma gravidez indesejada, a usuária pode adquirir DSTs e, como todo medicamento, podem haver efeitos colaterais, sendo os mais relatados: enjoo, vômito e cefaleia. Diante da grande variedade de contraceptivos disponíveis no mercado, as usuárias devem evitar a indicação de terceiros, sob o risco de sofrer danos à saúde além de aumentar as chances de ter uma gravidez não planejada.

É consenso entre médicos e farmacêuticos a recomendação sobre evitar a automedicação na hora da escolha de um contraceptivo. Na prática, porém, muitas mulheres recorrem à indicação da pílula anticoncepcional usada por suas amigas ou daquela que o balconista da farmácia diz ser "ótima", pensando que assim conseguirá os efeitos positivos propagados por eles, sem sofrer maiores consequências. Devido à grande variedade de tipos e dosagens de hormônios disponíveis no mercado, para cada mulher, deve-se indicar uma pílula específica.

O método contraceptivo deve observar alguns fatores, como coagulação sanguínea, padrão menstrual, peso, taxa de colesterol e oleosidade da pele. A variedade pode conferir às mulheres benefícios sob medida que vão além da contracepção, como a diminuição da tensão pré-menstrual, das cólicas, e até o tratamento da endometriose, com a interrupção da menstruação.

Segundo os Critérios Médicos de Elegibilidade para Uso de Anticoncepcionais da Organização Mundial da Saúde (OMS), alguns fatores podem contraindicar o uso do estrogênio, como mulheres que amamentam, fumam e têm mais de 35 anos. Também estão impedidas de usar métodos anticoncepcionais com esse hormônio as que apresentam risco aumentado de desenvolver doença cardiovascular, como hipertensas e diabéticas. Para essas mulheres, métodos sem hormônio, podem ser uma alternativa, como o Dispositivo Intrauterino (DIU), ou que tenham apenas progesterona em sua composição, caso de algumas pílulas, do implante subcutâneo e o injetável trimestral.

Não usar um método contraceptivo adequado às suas necessidades e estilo de vida, não tomar a pílula no mesmo horário, fazer pausas periódicas do anticoncepcional e abandonar o uso da camisinha se expondo a risco de adquirir DSTs, são erros que podem ocorrer com a automedicação e o uso indiscriminado de AOCs.

Entre as causas da automedicação, pode-se ressaltar: dificuldade de acesso aos serviços de saúde, a limitação financeira para se adquirir o método mais adequado as suas necessidades, a desinformação quanto aos riscos e quanto ao uso adequado dos mesmos.

A desinformação leva, ainda, a população mais leiga a utilizar as estratégias contraceptivas de forma errônea. Assim, uma gravidez indesejada, pode ocorrer, por exemplo, com o uso indevido da minipílula durante a amamentação. Sabe-se que algumas pílulas só com progesterona são mais eficazes durante o período da amamentação, pois há a complementação hormonal da puérpera, mas sem essa complementação hormonal, em mulheres que não estejam amamentando, erros no seu uso, diminuem consideravelmente a eficácia de minipílulas, ocorrendo por vezes a gravidez.

Além de erros na utilização dos métodos, por esquecimento, interação medicamentosa, descrença na orientação e adaptação do método por conta própria - utilizar uma pílula por mês, ou toda vez que for realizar atividade sexual - podem ocorrer equívocos de compreensão e confusão dos termos utilizados em saúde, por exemplo, se uma mulher considerar, que o exame preventivo é uma forma de contracepção, ela fará o exame anualmente, sem compreender que o objetivo daquele exame é prevenir o câncer de colo uterino, e não para evitar a gravidez, resultando em uma gravidez indesejada.

Pode ocorrer confusão, e dificuldade de compreensão de modelos explicativos, como os para ensinar o uso correto da camisinha, em que o método é colocado em cabos de vassoura ou outros utensílios para exemplificação em palestras para grupos. Em alguns casos, a paciente retorna à consulta reclamando da ocorrência de uma gravidez, sendo que realizou os passos ensinados na palestra, colocando o método no cabo de vassoura, ao invés de utilizar no parceiro. Há casos em que a mulher pede para o marido receber o anticoncepcional injetável em seu lugar, visto que a mesma não compreende o motivo pelo qual ele não poderia receber em seu lugar. Para ela faz sentido, já que a mesma compartilha outros aspectos de sua vida com o parceiro, como as tarefas domésticas e atividades. Evidencia-se o total desconhecendo das características fisiológicas e funcionamento do método, que não poderia ser delegado a outra pessoa. Além da falta de orientação da paciente que deveria ser informada pelos serviços de saúde, antes de utilizar algum método. Ademais uma grave falha técnica ocorre nesse caso, pois, o profissional de enfermagem que aplicou a injeção no marido da paciente, deveria estar a par deste conhecimento. Alguns erros de administração também são observados, como os casos em que as drágeas de uso oral, são introduzidas pela vagina, por preferência da paciente, ou por má orientação quanto a via de administração.

Adolescentes são uma população de risco para o uso incorreto do AOCs, e por tanto devem ser melhores observados e orientados, sobre os riscos e benefícios do uso do AOCs.

Um estudo catarinense, por meio da aplicação de questionários, constatou que 88% das participantes deste estudo, começaram a fazer uso de pílulas anticoncepcionais muito cedo (antes dos 18 anos), com o intuito de prevenir a gravidez, regular o ciclo menstrual ou visando ambas as situações. O estudo também mostrou que muitas mulheres receberam orientação profissional após já haverem iniciado a anticoncepção, contudo, ficou evidente a necessidade dessas mulheres obterem mais informações. Talvez isso seja consequência da dificuldade de acesso aos profissionais de saúde, fazendo com que elas prefiram adquirir contraceptivos orais diretamente na farmácia (CANAL, 2014).

7. REFERÊNCIAS

CANAL, Valéria; BITENCOURT, Rafael Mariano. MULHERES QUE UTILIZAM ANTICONCEPCIONAIS ORAIS NO MUNICÍPIO DE TANGARÁ, SC. Unoesc & Ciência-ACBS, v. 5, n. 2, p. 189-196, 2014.

DHONT M. VERHAEGHE V. Hormonal anticonception anno 2013: a clinician's view. Facts Views Vis Obgyn. 2013;5(2):149-59.

DUNCAN, Bruce Bartholow et al. Medicina ambulatorial: condutas de atenção primária baseadas em evidências. 4. ed. Porto Alegre: Artmed, 2013

KATHRYN A Martin,Robert L Barbieri. Overview of the use of estrogen-progestin contraceptives. 2016— UpToDate. Disponível em: <http://www.uptodate.com/contents/overview-of-the-use-of-estrogenprogestincontraceptives?source=search_result&search=Contraception&selectedTitle=2~150> Acesso em: 5/03/2016

LONGO, Dan L. et al. Medicina interna de Harrison. 18.ed. Porto Alegre: AMGH, 2013. 2 v

POLI MEH, Mello CR, Machado RB, Pinho Neto JS, Spinola PG, Geraldez T, et al. Manual de anticoncepção da FEBRASGO. Femina. 2009;37(9):459-92.

THORNEYCROFT I H. Infertility and Reproductive Medicine Clinics of North America. Vol.11, No 4, october 2000.

VAN DEN HEUVEL MW, Van Bragt AJM, Alnabawy AKM, et al. Comparison of ethylestradiol pharmacokinetics in three hormonal contraceptive formulations: the vaginal ring, the transdermal patch and na oral contraceptive. Contraception, 2005, 72:168-174.

World Health Organization (WHO). Planejamento familiar: um manual global para profissionais e serviços de saúde. Baltimore e Genebra: CPC e OMS, 2007.

90

TERAPIA DE REPOSIÇÃO HORMONAL: O QUE PRECISO SABER?

Amanda Juliani Arneiro
Janaina Marques
Herbert Arlindo Trebien

1. PERIMENOPAUSA E MENOPAUSA

Perimenopausa ou climatério é o período que antecede a menopausa, caracterizado como a presença de ciclos menstruais irregulares, mudanças endócrinas e psicológicas que interferem na qualidade de vida da mulher. Pode ser caracterizado como o período pré menopausa, se prolongando até 5 anos pós a menopausa.

Na perimenopausa a alteração hormonal torna-se mais intensa, levando à ocorrência de ciclos irregulares entre os ciclos menstruais normais. Usualmente, a primeira mudança a ser notada pela mulher é o maior espaçamento entre os ciclos menstruais, que passam de 25 dias até 40 dias de intervalo. Nessa fase, ocorre diminuição do compartimento folicular, com maturação irregular dos folículos devido a diminuição da sensibilidade ao estimulo gonadotrófico. Acontece uma diminuição da inibina e do estrogênio, com consequente aumento de hormônio folículo estimulante (FSH) e hormônio luteinizante (LH) (AVIS, 2005).

O climatério é dividido em três fases: a fase pré-menopausal (do final do menacme ao momento da menopausa); a fase perimenopausal (período de 2 anos que precede e sucede a menopausa); e a fase pós-menopausal (iniciada 2 anos após a menopausa e finda na senectude).

As manifestações clínicas da perimenopausa, ou climatério, vão desde alterações menstruais e fogachos, até alterações de humor e do sono, osteoporose e declínio cognitivo (MS, 2008).

Os fogachos estão entre os sintomas mais comuns dessa fase, estando presentes em 80% das mulheres. Essas ondas de calor se manifestam como sensações de aumento de temperatura principalmente em tronco, pescoço e face, podendo ter sensação de mal-estar e alterações autonômicas associadas, como palpitações. São autolimitados na maioria das mulheres desaparecendo em até 5 anos após o início dos sintomas.

Como o epitélio vaginal é dependente de estrogênio, na perimenopausa e menopausa, a mulher começa a ter sintomas de diminuição da lubrificação. Isso pode resultar em uma atrofia da vagina causando sintomas como secura, prurido e frequentemente dispareunia.

O climatério é a transição entre o período fértil da mulher e a menopausa. Apesar da fertilidade diminuída, ainda há a necessidade de contracepção. Para mulheres com mais de 35 anos, saudáveis e não tabagistas, o contraceptivo oral é mais seguro e pode ser mantido até os 55 anos ou até a menopausa.

Sintomas neuropsíquicos como labilidade emocional, nervosismo, ansiedade, tristeza e até mesmo depressão, podem também estar presentes. Distúrbios do sono são frequentes e sofrem interferência tanto da presença de fogachos como de sintomas psíquicos relacionados à ansiedade e depressão.

Outros sintomas como mastalgia e migrâneas menstruais (cefaleia continua, uni ou bilateral, relacionada com o período menstrual), podem tornarem-se mais intensas nessa fase.

A inter-relação entre os sintomas é complexa e ainda não foi totalmente esclarecida (AVIS, 2005). Além disso, há uma variabilidade na resposta individual aos sintomas nesse período, e uma relação íntima com fatores ambientais e hábitos de vida que podem influenciar nessas manifestações clinicas. Existem ainda, relatos em diversos artigos demonstrando que a relação entre os sintomas varia entre a cultura e raça.

O diagnóstico da perimenopausa e da menopausa é essencialmente clínico. Feita com base na mudança dos intervalos ente os ciclos menstruais com a presença ou não de sintomas (fogachos, distúrbios do sono, depressão, perda de lubrificação vaginal ou disfunção sexual). Um nível elevado de FSH não é critério para estabelecer o diagnóstico, apenas indica declínio da função ovariana.

Para se estabelecer o diagnóstico de menopausa, a mulher precisa estar há 12 meses com amenorreia, sem outra causa biológica ou psicológica evidente (BRAMBILLA, 1994). Normalmente, a menopausa ocorre na idade de 51,4 anos (95% das mulheres entram na menopausa entre a idade de 45 a 55 anos) como um reflexo de completa depleção folicular ovariana.

A mulher tanto na perimenopausa como na menopausa, tem risco aumentado para osteoporose, doenças cardiovasculares, diabetes, câncer de mama e câncer de endométrio. Esses riscos exacerbados devem-se principalmente, mas não exclusivamente, à alteração hormonal que acontece no período.

2. REPOSIÇÃO HORMONAL

A terapia de reposição hormonal (TRH) tem sido empregada de forma crescente, buscando benefícios a curto, médio e longo prazo. Trata-se de um método que consiste na administração de hormônios esteroidais visando a reposição destes, que se encontram diminuídos no organismo da usuária (DUNCAN, 2013).

É frequentemente indicada para manejo e tratamento dos sintomas da menopausa. Geralmente envolve o tratamento só com estrogênio, estrogênio e progesterona, estrogênio e progestina, a qual é um hormônio sintético com efeitos semelhantes aos de progesterona. As mulheres que tiveram uma histerectomia, utilizam estrogênio isolado. Às mulheres que não tiveram esta cirurgia, são prescritos estrogênio e progestina, porque o estrogênio isolado está associado com um risco aumentado de câncer de endométrio.

A reposição hormonal, mostra-se eficiente no tratamento de fogachos, atrofia vaginal e em alguns casos labilidade de humor durante o período perimenopausa. Reposição hormonal ideal: boa tolerabilidade, melhora dos sintomas, da massa óssea, melhora cardiovascular, melhora do trofismo genital e ausência de efeitos sobre mama e útero.

O principal estudo sobre TRH chama-se: Iniciativa na Saúde da Mulher (WHI), onde buscou-se estratégias de prevenção de câncer de mama e colorretal, doença coronariana e fraturas em mulheres pós-menopausa. Ele durou cerca de 15 anos, iniciando em 1991, com a participação de 161 mil mulheres, entre 50 a 79 anos de idade. As participantes foram randomizadas para um dos dois grupos: mulheres que realizaram histerectomia e que receberam estrogênios equinos isolados e mulheres com útero que receberam estrógenos mais uma progestina sintética (acetato de medroxiprogesterona). Havia grupos de controle pareados que receberam placebos.

Os pesquisadores não encontraram nenhuma diferença significativa nos escores médios de função cognitiva global entre as mulheres que tinham sido atribuídos a terapia hormonal vs. placebo (LACROIX,2011).

O estudo WHI demonstrou que as mulheres que utilizaram a terapia hormonal combinada tiveram menor risco de câncer colorretal e fratura de quadril e de vértebras do que as mulheres que tomaram o placebo(ROSSOUW,2002). No entanto, um estudo de acompanhamento constatou que tais benefícios citadosnão persistiram após as participantes do estudo pararam de tomar a terapia hormonal (HEISS, 2008).

Os ensaios foram interrompidos quando foi determinado que os dois tipos de terapia foram associados com riscos específicos de saúde, a longo prazo no seguimento das participantes.

O estudo WHI demonstrou que a TRH está associada com os seguintes danos nas formulações combinadas:Incontinência urinaria(ROSSOUW,2002); Demência - dobrou-se o risco de desenvolver demência entre as mulheres na pós-menopausa com 65 anos ou mais (SHUMAKER, 2003);Acidente vascular cerebral, coágulos sanguíneos, e ataque cardíaco - Este risco retornou aos níveis normais depois que parou de tomar a medicação (HEISS, 2008); Câncer de mama - Mais propensas a serem diagnosticadas com câncer de mama após 5 anos de terapia. Os cânceres de mama nestas mulheres eram maiores e mais propensos a se espalhar para os nódulos linfáticos no momento em que foram diagnosticados (CHLEBOWSKI,2008). As mulheres que utilizam hormônios tinham mais mamografias repetidas para verificar anormalidades encontradas neste método diagnóstico e mais biópsias de mama para determinar se as anomalias detectadas eram câncer. A taxa de morte por câncer de mama entre aqueles que utilizaram TRH foi de 2,6 por 10.000 mulheres por ano, em comparação com 1,3 por 10.000 mulheres por ano entre aqueles que tomaram o placebo (CHLEBOWSKI,2009).

As mulheres a partir de 50 anos que utilizaram a terapia hormonal por mais de 5 anos têm a possibilidade de desenvolver câncer de ovário, cerca de um por 1000 usuários e, se prognóstico ruim, cerca de uma morte por câncer do ovário por 1700 usuários.

As mulheres que apresentam uma menopausa precoce, particularmente aquelas que tiveram seus ovários removidos e não fazem terapia com estrogénio até os 45 anos de idade, têm um risco maior de: osteoporose, doença coronária, parkinsonismo e ansiedade ou depressão (ROSSOUW,2002).

O uso racional da terapia hormonal após a menopausa requer uma avaliação dos benefícios e potenciais riscos. As preocupações incluem risco aumentado de câncer de endométrio, câncer de mama, doença tromboembólica e disfunções da vesícula biliar, bem como acidente vascular encefálico (AVC), eventos cardiovasculares e câncer de ovário (CollaborativeGrouponEpidemiologicalStudiesofOvarianCancer, 2015).

Durante a perimenopausa, os contraceptivos orais combinados, em baixa dose, podem ser benéficos. Os benefícios incluem um retardo na perda óssea pós-menopáusica e uma provável redução do risco de câncer colorretal e diabetes melitus. A terapia a curto prazo (< 5 anos) pode ser benéfica no controle dos sintomas intoleráveis da menopausa, contanto que não haja contraindicação, como sangramento vaginal inexplicado, doença hepática ativa, tromboembolia venosa, história de câncer endometrial e câncer de mama, doença cardiovascular preexistente e diabetes. A hipertrigliceridemia (> 400 mg/dL) e a doença da vesícula biliar ativa constituem contraindicações relativas. As terapias alternativas para os sintomas incluem venlafaxina, fluoxetina, paroxetina, gabapentina, clonidina, Vitamina E e produtos à base de soja. Podem ser utilizados comprimidos vaginais de estradiol para os sintomas geniturinários.

A terapia a longo prazo (>5 anos) deve ser administrada apenas após uma avaliação cuidadosa, particularmente tendo em vista as terapias alternativas para osteoporose (bifosfonatos, raloxifeno) bem como os riscos de tromboemboliavenosa e câncer de mama. Os estrogênios devem ser administrados nas doses mínimas efetivas. As mulheres com útero intacto devem receber estrogênio em combinação com uma progestina para evitar o maior risco de carcinoma endometrial observado com o uso de estrogênio sem oposição (LONGO, 2013).

3. OPÇÕES NÃO HORMONAIS DE TRATAMENTO NO CLIMATÉRIO:

3.1. ANTIDEPRESSIVOS

Norepinefrina e serotonina são neurotransmissores envolvidos no complexo processo de neurotransmissão que regula a zona de termorregulação no cérebro, e a ativação de receptores de serotonina pode incorrer em hipotermia ou febre. A ocorrência de fogachos tem sido relacionada com a deficiência de estrogênio que reduz os níveis de serotonina e aumenta níveis de norepinefrina que estreitam a zona termoneutral. Inibidores seletivos da recaptação da serotonina (ISRS) e os inibidores da recaptação da norepinefrina (IRSN) são úteis para melhorar esse sintoma (KIM, 2015).

Medicamentos antidepressivos como os inibidores seletivos de receptação de serotonina, inibidores seletivos da recaptação de noradrenalina, drogas antidopaminérgicas, anticonvulsivantes como a gabapentina, podem ser utilizados como tratamentos alternativos a TRH, e podem ser eficazes em atenuar sintomas relacionados ao climatério e menopausa.

A fluoxetina, paroxetina, sertralina, citalopram entre outros antidrepressivos, têm sido identificados para reduzir os fogachos, no entanto, seus efeitos colaterais e interação com outras drogas devem ser considerados. A erva de São João pode ser eficaz em melhorar os distúrbios do sono e da qualidade da vida. Poucos estudos têm sido realizados para examinar o efeito do ginseng ou ginkgo, no alívio dos sintomas da menopausa. A gabapentina além de ser uitilizada para dor neuropática, mostrou ser eficaz para reduzir os fogachos.

3.2. SERM: MODULADORES SELETIVOS DOS RECEPTORES DE ESTROGÊNIO

Há fármacos que são utilizados para proteger a massa óssea de pacientes climatéricas e menopausadas, entre eles há os moduladores seletivos dos receptores de estrogênio com atividade antagonista e agonista (SERM), são eles:

☐ Raloxifeno: fármaco agonista seletivo em alguns tecidos e antagonistas em outros, age em: mama, útero, ossos, metabolismo lipídico e coagulação. Utilizado na prevenção e tratamento da osteoporose na pós-menopausa. Reduz a incidência de câncer de mama e causa menos efeitos adversos que o Tamoxifeno®. Não previne ondas de calor como os estrógenos.

☐ Tamoxifeno: usado no Câncerde mama dependente de estrógeno. Age como antiestrogênico na mama e estrogênico nos lipídeos do plasma, endométrio e ossos. É um agonista parcial. Realiza a supra regulação sobre TGF-beta e retarda a malignidade no tecido mamário(Range, 2012).

3.3. MEDICINA ALTERNATIVA

A medicina alternativa e complementar apresenta uma vasta gama de métodos. Várias terapias à base de plantas, antidepressivos, anticonvulsivantes e exercícios. Os fitoestrogênios são metabólitos secundários de plantas e caracterizado por uma estrutura de polifenólico com fenol anéis. Os fitoestrogénios têm estruturas semelhantes com 17-beta estradiol produzido pelos ovários, e ligam-se aos receptores de estrogênio. As isoflavonas são abundantes na soja, trevo vermelho e são eficazes no alívio dos fogachos leves a moderados em mulheres com menopausa precoce (DHONT, 2013).

Os resultados contraditórios de estudos sobre fitoestrogênios são atribuíveis ao fato que as quantidades de isoflavonas na soja variam de acordo com as regiões e épocas, e bactérias intestinais envolvidas na conversão da substância variam de acordo com as etnias.

Há relatos de utilização de chás, como o chá de hortelã, para aliviar os sintomas do climatério, mas fica a pergunta, será que passaria naturalmente com ou sem o uso destes recursos ou a utilização de terapias alternativas geram um efeito placebo?

3.4. CIMICIFUGA

Cerca de 80% de mulheres entre 45 e 60 anos buscam terapias alternativas, sem prescrição médica, na forma de suplementos derivados de plantas, por exemplo a cimicifuga. O mecanismo de ação da cimicifuga não está totalmente esclarecido, algumas publicações sugerem ação sobre os receptores estrogênicos. Os efeitos farmacológicos nos sintomas da menopausa são justificados pela ação de feedback negativo nos receptores de estrogênio α e β que irá reduzir os níveis de hormônio luteinizante (LH). Esta redução é responsável pelo abrandamento dos sintomas. As pesquisas concentram-se, em sua maior parte, na atividade estrogênica da planta. É classificada como modulador hormonal (NAPPI, 2005).

São utilizados extratos secos de rizomas e raízes da planta. Os fitoestoestrogênios presentes nos rizomas possuem um leve efeito de ligação aos receptores de estrogênio. O extrato de cimicifuga foi registrado com indicação para tratamento dos sintomas do climatério. O constituinte ácido isoferúlico apresenta efeito antiinflamatório e diminui o espasmo muscular. O ácido salicílico caracteriza as propriedades antiinflamatórias e analgésicas da

planta. Extratos padronizados (em glicosídeos terpênicos) têm demonstrado melhorar sintomas da menopausa e pré-menopausa em estudos clínicos (KLIGLER, 2002). Há a associação potencial entre produtos fitoterápicos contendo Cimicifuga racemosa e hepatotoxicidade (NAPPI, 2005). No entanto, as pesquisas concentram-se, em sua maior parte, na atividade estrogênica da planta (RUSSEL, 2002).

A cimicifuga promove antagonização do efeito de imunossupressão promovido pela ciclosporina e azatioprina, ou seja, ocorre uma imunoestimulação podendo levar à rejeição em pacientes transplantados que fazem uso desses fármacos. Por essa razão, diversos estudos têm sido desenvolvidos na tentativa de avaliar eficácia, reações adversas e interações relacionadas ao uso da cimicifuga. Os resultados sobre a eficácia da cimicifuga ainda são bastante contraditórios. São necessários mais estudos comparativos, em relação à terapia de reposição hormonal convencional. Estudos de toxicidade também são necessários visto que não foram feitas avaliações de longo prazo (NAPPI, 2005).

Deve ser usada com cautela associada aoutros agentes hipotensores, como betabloqueadores (metoprolol ou propanolol) e bloqueadores dos canais de cálcio (diltiazem ou verapamil). Também é citada interação com tamoxifeno, utilizado por mulheres em tratamento quimioterápico. No entanto, há evidências, de que a atividade estrogênica da cimicifuga possa estimular diretamente o crescimentodo câncer de mama e opor-se às ações do tamoxifeno, o qual é um antagonista competitivo dos receptores de estrogênio (DERMARDEROSIAN, 2005). É contra indicado para pacientes com históriade tumor estrogênio dependente ou câncer endometrial, na gravidez e amamentação. Pode causar nascimento prematuro quando administrado em altas doses. Deve ser usado com cautela por pessoas alérgicas ao ácido acetilsalicílico e a outros salicilatos (KRINSKY, 2003).

4. CONCLUSÃO

No passado, os médicos rotineiramente prescreviam TRH porque esperavam ajudar a proteger contra certas doenças, bem como tratar os sintomas da menopausa. Informações de estudos como WHI sugerem que, para a maioria das mulheres, os riscos superam os benefícios. Especificamente, verificou-se que uso a longo prazo (5 anos ou mais) aumentou o risco de desenvolver câncer de mama, coágulos sanguíneos, ataques cardíacos e acidentes vasculares cerebrais. Por tanto, é valido sugerir a mulher terapias alternativas como: cremes de estrogênio vaginal, antidepressivos, produtos a base de soja e certos suplementos de ervas para aliviar os sintomas da menopausa. Além disso, uma dieta saudável, manter um peso adequado para a altura e faixa etária, fazer exercícios regularmente e parar de fumar, também podem ajudar nossintomas da menopausa.

Atualmente, as indicações para o uso da terapia hormonal são restritas ao tratamento destes sintomas e não para a prevenção de doenças crônicas. Existem opções mais seguras no mercado, recomendadas para a proteção da massa óssea e tratamento de sintomas da menopausa. O uso da TRH deve ser individualizado e discutido com um médico para avaliar as características clínicas da paciente, e realizar acompanhamento durante a utilização(KIM, 2015).

Deve-se evitar a automedicação, no caso da TRH, visto que há riscos a curto e longo prazo de se desenvolver doenças. A utilização de plantas medicinais e terapias alternativas é uma possibilidade a ser pensada pela mulher climatérica, no entanto, deve-se observar os potenciais riscos de tal utilização desses métodos alternativos.

5. REFERÊNCIAS

AVIS NE, Brockwell S, Colvin A. A universal menopausalsyndrome? Am J Med. 2005;118:37-46.

Brambilla DJMcKinlay SMJohannes CB Definingtheperimenopause for application in epidemiologicinvestigations. Am J Epidemiol 1994;1401091- 1095

BRASIL. Ministério da Saúde. Secretaria de Atenção à Saúde. Departamento de Ações Programáticas Estratégicas. Manual de atenção à mulher no climatério/menopausa. Brasília: Editora do Ministério da Saúde, 2008. Disponível em:http://portal.saude.gov.br/portal/arquivos/pdf/manual_climaterio.pdf. Acesso em 10 de outubro de 2010.

CHLEBOWSKI RT, Anderson G, Pettinger M, et al. Estrogenplusprogestinandbreastcancerdetectionby meansofmammographyandbreastbiopsy. ArchivesofInternal Medicine 2008; 168(4):370–377. [PubMed Abstract]

Chlebowski RT, Kuller LH, Prentice RL, et al. Breastcancerafter use ofestrogenplusprogestin in postmenopausalwomen. New EnglandJournalof Medicine 2009; 360(6):573–587. [PubMed Abstract]

CollaborativeGrouponEpidemiologicalStudiesofOvarianCancer. Menopausalhormone use andovariancancerrisk: individual participant meta-analysisof 52 epidemiologicalstudies. Lancet 2015; 385: 1835–42

DERMARDEROSIAN, A.; BEUTLER,J.A. (Ed) The Reviewof Natural Products: themost complete sourceof natural productinformation. 4.ed. St. Louis: FactsandComparisons, 2005.

DHONT,M VERHAEGHE, V. Hormonal anticonceptionanno 2013: a clinician'sview. FVV in ObGyn, 2013, 5 (2): 149-159

DUNCAN, Bruce Bartholow et al. Medicina ambulatorial: condutas de atenção primária baseadas em evidências. 4. ed. Porto Alegre: Artmed, 2013

HEISS G, Wallace R, Anderson GL, et al. Health risksandbenefits 3 yearsafterstoppingrandomizedtreatmentwithestrogenandprogestin. JAMA 2008; 299(9):1036–1045.[PubMed Abstract]

KLIGLER, B. Black Cohosh. AmFamPhysican. V. 68, n. 1, p. 114-116, July, 2002.

KRINSKY, D. L. et al. Natural TherapeuticsPocketGuide. 2. ed. Hudson: Lexi-Comp, 2003.

LACROIX AZ, Chlebowski RT, Manson JE, et al. Health outcomesafterstoppingconjugatedequineestrogensamongpostmenopausalwomenwith prior hysterectomy: a randomizedcontrolledtrial. JAMA 2011; 305(13):1305–1314. [PubMed Abstract]

LONGO, Dan L. et al. Medicina interna de Harrison. 18.ed. Porto Alegre: AMGH, 2013. 2 v

Mi Young KIM, Seung Do Choi, AeliRyu. IsComplementaryandAlternativeTherapyEffective for Women in theClimactericPeriod? JournalofMenopausal Medicine 2015;21:28-35

NAPPI, R. E.; MALAVASI, B.; BRUNDU, B.; FACCHINETTI, F. Efficacyof Cimicífuga racemosa onclimactericcomplaints: a randomizedstudy versus low-dose transdermal estradiol. GynecolEndocrinol. v. 20, n. 1, p. 30-35, Jan, 2005.

RANG, P.H.; DALE, M.M.; RITTER, J.M.; MOORE, P.K., Farmacologia. 7ª edição, Elsevier, 2012, ISBN: 9788535241723

ROSSOUW JE, Anderson GL, Prentice RL, et al. Risksandbenefitsofestrogenplusprogestin in healthypostmenopausalwomen: principal resultsfromtheWomen's Health

Initiativerandomizedcontrolledtrial. JAMA 2002; 288(3):321–333.

RUSSEL, L.; HICKS, S.; LOW, A.; SHEPHERD, J.; BROWN, A. Phytoestrogens: A viableoption? The American journalofthe medical science, v. 324, n.4, p. 185-188, 2002.

SHUMAKER SA, Legault C, Rapp SR, et al. Estrogenplusprogestinandtheincidenceofdementiaandmildcognitiveimpairment in postmenopausalwomen: theWomen's Health InitiativeMemoryStudy: a randomizedcontrolledtrial. JAMA 2003; 289(20):2651–2662. [PubMed Abstract]

Stefanick M, Cochrane B, Hsia J, Barad D, Liu J, Johnson S. The WHI PostmenopausalHormoneTrials. Ann Epidemiol 2003;13:S78-S86.

HIPOTIREOIDISMO E O HIPOTIREOIDISMO NA GESTAÇÃO

Bruna Fernanda Battistuzzi Barbosa
Herbert Arlindo Trebien

1. INTRODUÇÃO

Hipotireoidismo é uma síndrome clínica decorrente da produção ou ação deficiente dos hormônios produzidos pela glândula tireoide, o triiodotironina (T3) e o tiroxina (T4). A tireoide tem sua função controlada pela glândula hipófise, localiza em nosso cérebro, através da produção do hormônio estimulador da tireoide (TSH).

O hipotireoidismo é mais comum em mulheres, mas pode ocorrer em qualquer pessoa, independente do gênero ou idade.

Os hormônios tireoidianos atuam em diversas funções do nosso corpo, como no crescimento e metabolismo, sendo fundamentais para um correto funcionamento do nosso organismo. Como exemplos da importância de tais hormônios podemos citar o papel exercido pelo T3 no sistema nervoso central durante o desenvolvimento embrionário e neonatal, sendo fundamental para o estímulo da síntese de fatores de crescimento como, por exemplo, o IGF - fator de crescimento semelhante à insulina (NUNES, 2003). Outras funções dos hormônios tireoidianos incluem: degradação acelerada do LDL colesterol, maior contratilidade e relaxamento do miocárdio, aumento da frequência cardíaca, agilidade mental, entre outras.

Segundo a Sociedade Brasileira de Endocrinologia e Metabologia, os sintomas do hipotireoidismo incluem, entre outros:

- Cansaço e sonolência excessivos;
- Desaceleração dos batimentos cardíacos;
- Diminuição da memória;
- Ganho de peso;
- Depressão;
- Intestino preso;

- Menstruação irregular;
- Dores musculares;
- Pele seca e queda de cabelo;
- Aumento do colesterol no sangue.

2. ETIOLOGIAS

O hipotireoidismo pode ser de origem primária, central ou congênita.

O hipotireoidismo primário caracteriza-se pela incapacidade parcial ou total da tireoide de produzir os hormônios tireoidianos(OLIVEIRA; MALDONADO, 2014). Nesse grupo estão inclusos os casos resultantes da deficiência de iodo, da Tireoidite de Hashimoto (uma doença autoimune onde o corpo produz anticorpos contra a própria tireoide, prejudicando seu funcionamento), casos decorrentes de remoção cirúrgica da tireoide, devido à tratamentos com iodo radioativo, entre outros.

O hipotireoidismo central é uma causa rara de hipotireoidismo e ocorre devido a doenças no eixo hipotálamo-hipófise. Envolve, segundo Ross (2015), os casos relacionados à deficiência hipofisária de TSH (hipotireoidismo secundário) e à deficiência hipotalâmica de TRH (hipotireoidismo terciário).

O hipotireoidismo congênito é uma das causas evitáveis mais comum de deficiência intelectual. Segundo LaFranchi (2015) o hipotireoidismo congênito é esporádico em aproximadamente 85% dos casos (a maioria causado por disgenesia tireoidiana) enquanto 15% dos casos são hereditários (a maior parte deles devido à erros inatos no metabolismo dos hormônios tireoidianos).

O maior número dos casos de hipotireoidismo é de causa primária, sendo esse o foco do presente capítulo.

3. DIAGNÓSTICO:

O diagnóstico do hipotireoidismo é feito através dos sintomas clínicos e das dosagens hormonais do hormônio estimulador da tireoide (TSH), além das dosagens de T3 e T4. No hipotireoidismo primário tais exames demonstrarão níveis séricos elevados de TSH e baixos níveis de T4 livre (ROSS, 2015).

Exames de imagens, como o ultrassom da tireoide e a cintilografia, podem auxiliar na identificação e caracterização de nódulos tireoidianos.

4. SINAIS E SINTOMAS

Os sinais e sintomasdo hipotireoidismo são muitas vezes vagos e inespecíficos, o que pode dificultar o diagnóstico precoce da doença.Segundo Surks (2016), os sinais e sintomas da doença podem variar de acordo com a magnitude da deficiência hormonal e a intensidade com que ela se desenvolveu.

As manifestações do hipotireoidismo ocorrerão pela falta do hormônio tireoidiano e as alterações que essa falta irá induzir no organismo. A tabela 1 resume os mecanismos de tais sinais e sintomas.

Tabela 1: Mecanismos dos Principais Sinais e Sintomas do Hipotireoidismo

MECANISMO	SINTOMAS	SINAIS
Desaceleração dos processos metabólicos	Fadiga e fraqueza Intolerância ao frio Dispneia aos esforços Ganho de peso Disfunção cognitiva Retardo mental (início infantil) Constipação Atraso do crescimento	Movimentos e fala lentificados Diminuição da velocidade de resposta de reflexos nervosos Bradicardia Carotenemia
Acúmulo de substâncias matriciais	Pele seca Rouquidão Edema	Espessamento da pele Fáciesmixedematosas e perda de sobrancelhas Edema periorbital Alargamento da língua
Outros	Diminuição da audição Mialgia e parestesias Depressão Menorragia Artralgia Atraso puberal	Hipertensão diastólica Derrames pleurais e pericárdicos Ascite Galactorréia

FONTE: ADAPTADO DE SURKS (2016).

A seguir iremos detalhar brevemente algumas dessas manifestações clínicas e os mecanismos envolvidos em suas respectivas causas.

4.1. NUTRIÇÃO E METABOLISMO:

Como já dito anteriormente, no hipotireoidismo tem-se uma desaceleração generalizada dos processos metabólicos, com redução da taxa metabólica basal e do consumo de oxigênio. De acordo com Devdhar, Ousman e Burman (2007), em geral o apetite e a ingestão de alimentos estão reduzidos, embora o peso corporal possa aumentar devido à retenção de água, sais e acúmulo de gordura.

Diversas anormalidades metabólicas podem ocorrer no hipotireoidismo, incluindo hiponatremia, hiperlipidemia, anemia e elevação da concentração sérica de enzimas musculares (SURKS, 2016).

4.2. SISTEMA CARDIOVASCULAR:

O estado de hipometabolismo presente no hipotireoidismo tem como repercussões no sistema cardiovascular, segundo Devdhar, Ousman e Burman (2007), uma redução da contratilidade miocárdica e da frequência cardíaca resultando em redução do débito cardíaco e diminuição da tolerância ao exercício.

No hipotireoidismo pode-se observar, também, um aumento da pressão arterial diastólica em decorrência do aumento da resistência vascular periférica.

Em pacientes normotensos, o aumento da pressão arterial é pequeno, no entanto, em pacientes previamente hipertensos a pressão arterial pode aumentar ainda mais com o desenvolvimento de hipotireoidismo (SURKS, 2016).

4.3. SISTEMA RESPIRATÓRIO:

Os sintomas respiratórios apresentados pelos pacientes com hipotireoidismo costumam ser: fadiga, dispneia aos esforços e diminuição da capacidade de exercício, além de apneia do sono e rinite. Segundo Surks (2016), tais alterações podem se dar tanto pela função respiratória prejudicada, como pelas alterações cardiovasculares.

A hipoventilação ocorre devido a fraqueza da musculatura respiratória e da sua resposta inadequada à hipoxemia e hipercapnia. Surks (2016) destaca que, embora a função da musculatura respiratória seja restaurada através da reposição de T4, a normalização das trocas gasosas pode não ocorrer, particularmente em pacientes obesos.

4.4. SISTEMA GASTROINTESTINAL

Uma das queixas mais comuns de pacientes com hipotireoidismo é a constipação, que é resultado da redução da motilidade intestinal.

Outros problemas gastrointestinais que podem ocorrer são, segundo Surks (2016): atrofia gástrica devido à presença de anticorpos contra células parietais, diminuição da sensação de gostos, anemia perniciosa e ascite (um achado raro). Surks destaca, ainda, que a doença celíaca é 4 vezes mais comum em pacientes com hipotireoidismo quando comparados à população em geral.

4.5. SISTEMA NERVOSO

Os sintomas neurológicos comumente encontrados em pacientes com hipotireoidismo são: sonolência, lentificação do pensamento, alterações de memória, ansiedade e depressão. Segundo Devdhar, Ousman e Burman (2007) e Almandoz e Gharib (2012), estudos de imagem funcional têm demonstrado reduções no fluxo sanguíneo cerebral e no metabolismo de glicose, que poderiam explicar tais alterações clínicas observadas. Outras manifestações clínicas podem ocorrer como, por exemplo, síndrome do túnel do carpo, polineuropatia sensitivo motora e miopatia. Os sintomas miopáticos geralmente consistem em fraqueza proximal e estão associados, segundo Almandoz e Gharib (2012), a uma modesta elevação sérica de creatinina quinase. As alterações neurológicas do hipotireoidismo costumam ter boa resposta após à terapia de reposição hormonal com T4.

Em casos graves e não tratados de hipotireoidismo pode ocorrer o coma mixedematoso. Trata-se de uma emergência metabólica e cardiovascular resultante de complicações causadas por trauma, infecções, exposição ao frio ou à administração inadvertida de hipnóticos ou opioides (SURKS, 2016). Deve-se suspeitar de tal quadro, segundo Surks (2016), em pacientes que se encontram em coma com hipotermia, hipercapnia e hiponatremia.

4.6. SISTEMA REPRODUTIVO

Oligomenorreia e a menorragia são os distúrbios menstruais mais frequentemente vistos nas mulheres com hipotireoidismo, e eles estão relacionados à gravidade da doença (ALMANDOZ; GHARIB, 2012).

Tais alterações menstruais podem resultar em uma redução da fertilidade e um aumento do risco de abortos espontâneos (SURKS, 2016).

Em pacientes com hipotireoidismo primário pode ocorrer, segundo Devdhar, Ousman e Burman (2007), uma elevação leve a moderada da prolactina sérica, devido ao aumento da secreção de prolactina por efeito estimulador do TRH. A hiperprolactinemia pode resultar em um hipogonadismo hipogonadotrófico.

4.7. PELE E ANEXOS:

Segundo Surks (2016) a diminuição do fluxo sanguíneo torna a pele fria e pálida. A rugosidade da pele seca ocorre devido à presença de uma camada celular atrófica e com hiperceratosena epiderme.

O paciente também pode apresentar, de **acordo com**Almandoz e Gharib (2012), cabelo espessado, queda de cabelo, perda lateral das sobrancelhas, livedo reticular e vitiligo.

Para Devdhar, Ousman e Burman (2007), a presença de edema pré-tibial pode ser uma pista para o diagnóstico de hipotireoidismo.A presença de edema não compressível (mixedema) no hipotireoidismo grave ocorre devido ao acúmulo de glicosaminoglicanos.

A transpiração apresenta-se reduzida devido a redução da secreção das glândulas acinares e da calorigênese (SURKS, 2016).

5. TRATAMENTO

O tratamento do hipotireoidismo é feito com a reposição do hormônio tiroxina na forma de comprimidos que devem ser ingeridos diariamente em jejum (cerca de meia hora antes do café da manhã), para que a absorção seja o mais eficiente possível. Caso o paciente faça uso de outros medicamentos deve-se esperar em média uma hora após o uso da levotiroxinapara tomar tais medicamento, o que ajuda numa melhor absorção do hormônio tireoidiano.

A dose necessária é diferente para cada paciente e pode variar ao longo do tratamento, sendo que ela será definida através das dosagens hormonais de T3, T4 e TSH, por isso a importância de se manter um acompanhamento médico constante.

Por tratar-se de uma doença crônica, o uso do medicamento deverá ser feito na grande maioria dos casos por toda a vida.

Nos casos onde o hipotireoidismo não é corretamente tratado o paciente pode ter como consequências, segundo aSociedade Brasileira de Endocrinologia e Metabologia, por exemplo: anemias, redução do desempenho físico e mental, níveis elevados de colesterol no sangue(o que resulta em um aumento dos riscos para problemas cardiovasculares), glaucoma, hipertensão arterial, entre outros. Em casos graves e não tratados pode ocorrer o coma mixedematoso, como já dito anteriormente, uma emergência metabólica e cardiovascular que pode ser letal.

Já os pacientes que mantém um tratamento regular e adequado do hipotireoidismo, com níveis controlados de TSH e dos hormônios tireoidianos, possuem um ótimo prognóstico, conseguindo ter uma vida saudável e normal.

6. O HIPOTIREOIDISMO NA GESTAÇÃO:

Em gestantes, a avaliação e o tratamento do hipotireoidismo apresentam algumas complicações específicas, não presentes nos demais pacientes com hipotireoidismo. Neste tópico abordaremos algumas questões importantes que devem ser consideradas nos casos de hipotireoidismo durante uma gestação, ou em mulheres grávidas que tem um histórico prévio de hipotireoidismo.

Os sintomas gerais de hipotireoidismo nas gestantes são semelhantes ao do restante da população com a doença e, como já dito anteriormente, podem se manifestar através de fadiga, ganho de peso, intolerância ao frio, entre outros. Um dos maiores problemas é que tais sintomas muitas vezes são atribuídos à própria gestação, o que torna o diagnóstico do hipotireoidismo durante a gestação muito mais difícil e raro. Outro ponto que deve ser destacado é que muitas pacientes não apresentam sintomas.

Segundo Maciel e Magalhães (2008), cerca de 20% a 30% das mulheres não apresentam qualquer sintoma, o que torna fundamental o acompanhamento apropriado da gestação por um médico especialista. Além do pré-natal, a gestante com hipotireoidismo deve fazer o acompanhamento com um endocrinologista.

Durante toda gravidez há alterações normais e esperadas na tireoide, pois o corpo precisa se adaptar às crescentes necessidades metabólicas. Com isso, os exames de sangue apresentarão uma variação em relação ao restante da população, e isso pode ser completamente normal. A avaliação dos resultados desses exames é feita levando em conta o trimestre em que a gestação se encontra. Os níveis totais dos hormônios T4 e T3 durante a gravidez, por exemplo, são em média 1,5 vezes maior que nas mulheres não grávidas (ROSS, 2015).

O hipotireoidismo durante a gestação é relativamente raro. Segundo Ross (2015), a prevalência é em média de 0,3 a 0,5%. Isso se deve a dois fatores principais: 1) muitas mulheres com hipotireoidismo não ovulam, ou seja, sequer chegam a engravidar; 2) o hipotireoidismo está associado com um aumento da taxa de abortos espontâneos no primeiro trimestre da gestação.

Nas gestações completadas com sucesso, o hipotireoidismo tem sido associado com um risco aumentado de várias complicações tanto para a mãe quanto para o bebê como, por exemplo:

- Hipertensão gestacional;
- Descolamento prematuro de placenta;
- Hemorragias pós-parto;
- Baixo peso do bebê ao nascer;
- Problemas cognitivos no bebê, podendo chegar até mesmo a uma redução significativa do QI;
- Malformações congênitas.

Para as mulheres que já possuem um diagnóstico de hipotireoidismo o ideal seria uma gestação programada, para que as concentrações de T4 no sangue estejam normais nesse período. Contudo, em casos onde a gestação não foi programada a mulher deve procurar imediatamente seu médico, que fará o ajuste necessário na dose do hormônio, pois a dose de T4 deve ser aumentada durante a gestação.

A Sociedade Brasileira de Endocrinologia e Metabologia destaca em seu site que não há prejuízo algum para o feto nos casos onde o hipotireoidismo da mãe está bem controlado durante a gestação. É citado também que após o parto a mulher poderá amamentar normalmente seu filho, porém, com os ajustes na dose da medicação recomendados pelo médico.

O tratamento com doses adequadas dos medicamentos é feito de acordo com cada fase da gestação, sendo que o médico irá fazer um acompanhamento praticamente mensal nas gestantes com hipotireoidismo.

Todas as gestantes devem ficar atentas também para o hipotireoidismo congênito, que ocorre quando a tireoide do recém-nascido não consegue produzir as quantidades adequadas dos hormônios T3 e T4, o que pode se manifestar no bebê, segundo a Sociedade Brasileira de Endocrinologia, através de:

- Persistência da icterícia ("olhos amarelados");
- Choro rouco;
- Constipação intestinal;
- Sonolência;
- Hérnia umbilical;
- Entre outros.

O hipotireoidismo congênito pode ser diagnosticado pelo Teste de Triagem Neonatal, mais conhecido como o "Teste do Pezinho". Por isso é indispensável que todos os recém-nascidos façam o teste para detectar essa e outras possíveis alterações.

Como podemos perceber é fundamental que as mulheres que já possuem, ou que desenvolveram hipotireoidismo durante a gestação, façam um acompanhamento com o médico especialista, nesse caso o endocrinologista, pois os cuidados necessários nesse caso são diferentes dos de uma mulher não gestante com hipotireoidismo. Com isso pode-se buscar uma gestação mais tranquila, tanto para a gestante como para o bebê. Sempre que houverem dúvidas deve-se procurar um médico para que elas possam ser esclarecidas de forma correta, simplificada e, o mais importante, de forma individualizada para cada paciente.

7. REFERÊNCIAS:

ALMANDOZ, Jaime P.; GHARIB, Hossein. Hypothyroidism: Etiology, Diagnosis, and Management. **Medical Clinics Of North America,** [s.l.], v. 96, n. 2, p.203-221, mar. 2012. Elsevier BV. http://dx.doi.org/10.1016/j.mcna.2012.01.005.Acesso em: 01nov. 2016

DEVDHAR, Madhuri; OUSMAN, Yasser H.; BURMAN, Kenneth D.. Hypothyroidism. **Endocrinology And Metabolism Clinics Of North America,** [s.l.], v. 36, n. 3, p.595-615, set. 2007. Elsevier BV.

http://dx.doi.org/10.1016/j.ecl.2007.04.008.Acesso em: 01nov. 2016

GROOT, Leslie de et al. Management of Thyroid Dysfunction during Pregnancy and Postpartum: An Endocrine Society Clinical Practice Guideline. **The Journal Of Clinical Endocrinology & Metabolism,** [s.l.], v. 97, n. 8, p.2543-2565, ago. 2012. The Endocrine Society. http://dx.doi.org/10.1210/jc.2011-2803. Acessoem: 20 abr. 2016

ROSS, Douglas S. Hypothyroidism during pregnancy: Clinical manifestations, diagnosis, and treatment. **UpToDate,** Waltham, MA, p.1-1, 26 fev. 2015. Disponível em: <http://www.uptodate.com/contents/hypothyroidism-during-pregnancy-clinical-manifestations-diagnosis-and-treatment?source=search_result&search=hipotireoidismo+gravidez&selectedTitle=1~150>. Acesso em: 07 abr. 2016

ROSS, Douglas S. Central hypothyroidism. **UpToDate,** Waltham, MA, p.1-1,

03 dez. 2015. Disponível em: <https://www.uptodate.com/contents/central-hypothyroidism?source=search_result&search=hipotireoidismo%20central&selectedTitle=1~65>.Acessoem: 07 abr. 2016

ROSS, Douglas S.Diagnosis of and screening for hypothyroidism in nonpregnant adults. **UpToDate,** Waltham, MA, p.1-1, 14 dez. 2015. Disponível em: <https://www.uptodate.com/contents/diagnosis-of-and-screening-for-hypothyroidism-in-nonpregnant-adults?source=search_result&search=hipotireoidismo&selectedTitle=1~150>. Acesso em: 20 abr. 2016

SURKS, Martin I.Clinical manifestations of hypothyroidism. **UpToDate,** Waltham, MA, p.1-1, 08mar. 2016. Disponível em: <https://www.uptodate.com/contents/clinical-manifestations-of-hypothyroidism?source=related_link>. Acessoem: 31 out. 2016

LAFRANCHI, Stephen. Clinical features and detection of congenital hypothyroidism.

UpToDate, Waltham, MA, p.1-1, 18 nov. 2015. Disponível em: <https://www.uptodate.com/contents/clinical-features-and-detection-of-congenital-hypothyroidism?source=search_result&search=hipotireoidismo%20cong%C3%AAnito&selectedTitle=1~90>. Acesso em 15 out. 2016

SURKS, Martin I. et al. Subclinical Thyroid Disease. **Jama,** [s.l.], v. 291, n. 2, p.228-239, 14 jan. 2004. American Medical Association (AMA). http://dx.doi.org/10.1001/jama.291.2.228. Acesso em 15 out. 2016

MACIEL, Léa Maria Zanini; MAGALHÃES, Patrícia K. R.. Tireóide e gravidez. **Arquivos Brasileiros de Endocrinologia & Metabologia,** Ribeirão Preto, Sp, v. 52, n. 7, p.1-12, out. 2008. FapUNIFESP (SciELO). http://dx.doi.org/10.1590/s0004-27302008000700004. Disponível em: <http://www.scielo.br/scielo.php?script=sci_arttext&pid=S0004-27302008000700004>. Acessoem: 07 abr. 2016.

GAITONDE, Dy; ROWLEY, Kd; SWEENEY, Lb. Hypothyroidism: an update. **South African Family Practice,** [s.l.], v. 54, n. 5, p.384-390, set. 2012. Informa UK Limited. http://dx.doi.org/10.1080/20786204.2012.10874256. Acesso em: 01nov. 2016

Site da Sociedade Brasileira de Endocrinologia: http://www.endocrino.org.br/tirando-duvidas-sobre-tireoide-e-gestacao/Acesso em: 14 abr. 2016

Folder da Sociedade Brasileira de Endocrinologia: http://www.endocrino.org.br/media/uploads/PDFs/folheto_Congen.pdfAcesso em: 14 abr. 2016

COSTA, Sheila Mamede da et al. Hipotireoidismo na gestação. **Revista Brasileira de Saúde Materno Infantil,** [s.l.], v. 4, n. 4, p.351-358, dez. 2004. FapUNIFESP (SciELO). http://dx.doi.org/10.1590/s1519-38292004000400003. Acesso em: 14 abr. 2016

GRAF, Hans; CARVALHO, Gisah Amaral. Fatores Interferentes na Interpretação de Dosagens

Laboratoriais no Diagnóstico de Hiper e Hipotireoidismo. **Arquivos Brasileiros de Endocrinologia & Metabologia,** [s.l.], v. 46, n. 1, p.1-14, fev. 2002. FapUNIFESP (SciELO). http://dx.doi.org/10.1590/s0004-27302002000100008. Acesso em: 30 out. 2016

ANDRADE JUNIOR, Nelson Elias; PIRES, Maria Lúcia Elias; THULER, Luiz Claudio Santos. Sintomas depressivos e ansiosos em mulheres com hipotireoidismo. **Revista Brasileira de Ginecologia e Obstetrícia,** [s.l.], v. 32, n. 7, p.321-326, jul. 2010. FapUNIFESP (SciELO). http://dx.doi.org/10.1590/s0100-72032010000700003. Acesso em: 30 out. 2016

WIERSINGA, Wilmar M. **Adult Hypothyroidism.** 2013. Disponível em: <http://www.thyroidmanager.org/wp-content/uploads/chapters/adult-hypothyroidism.pdf>. Acessoem: 30 out. 2016

CHEN, Liang-miao et al. Effects of Subclinical Hypothyroidism on Maternal and Perinatal Outcomes during Pregnancy: A Single-

Center Cohort Study of a Chinese Population. **Plos One**, [s.l.], v. 9, n. 10, p.1-8, 29 out. 2014. Public Library of Science (PLoS). http://dx.doi.org/10.1371/journal.pone.0109364. Acesso em: 30 out. 2016

Serviço de Endocrinologia e Metabologia do Hospital de Clínicas da UFPR. **Hipotireoidismo.** Disponível em: <http://www.sempr.org.br/saibamais/saiba11.asp>. Acesso em: 15 out. 2016

Sociedade Brasileira de Endocrinologia e Metabologia. **Hipotireoidismo: Sintomas.** Disponível em: <http://www.endocrino.org.br/hipotireoidismo-sintomas/>. Acesso em: 26 out. 2016

Sociedade Brasileira de Endocrinologia e Metabologia. **Hipotireoidismo: Sintomas e Causas.** Disponível em: <http://www.endocrino.org.br/hipotireoidismo-sintomas-e-causas/>. Acesso em: 26 out. 2016

Sociedade Brasileira de Endocrinologia e Metabologia. **Entendendo a Tireoide:**

Hipotireoidismo. Disponível em: <http://www.endocrino.org.br/entendendo-tireoide-hipotireoidismo/>. Acesso em: 26 out. 2016

VIEIRA NETO, Leonardo; VAISMAN, Mário. **Hipotireoidismo.** Disponível em: <http://www.moreirajr.com.br/revistas.asp?id_materia=3191&fase=imprime>. Acesso em: 30 out. 2016

NUNES, Maria Tereza. Hormônios tiroideanos: mecanismo de ação e importância biológica. **Arquivos Brasileiros de Endocrinologia & Metabologia,** [s.l.], v. 47, n. 6, p.639-643, dez. 2003. FapUNIFESP (SciELO). http://dx.doi.org/10.1590/s0004-27302003000600004. Acesso em: 29 out. 2016

OLIVEIRA, Vanessa; MALDONADO, Rafael Resende. HIPOTIREOIDISMO E HIPERTIREOIDISMO – UMA BREVE REVISÃO SOBRE AS DISFUNÇÕES TIREOIDIANAS. **Interciência e Sociedade,** Mogi Guaçu, v. 3, n. 2, p.1-9, 2014. Semestral. Disponível em: <http://fmpfm.edu.br/intercienciaesociedade/colecao/on

line/v3_n2/4_hipotireoidismo.pdf>. Acessoem: 30 out. 2016

FRANKLYN, Jayne A.. Hypothyroidism. **Medicine**, [s.l.], v. 37, n. 8, p.426-429, ago. 2009. Elsevier BV. http://dx.doi.org/10.1016/j.mpmed.2009.05.002. Acesso em: 01 nov. 2016

KELDERMAN-BOLK, Nienke et al. Quality of life in patients with primary hypothyroidism related to BMI. **Eur J Endocrinol**,[s.l.], v. 173, n. 4, p.507-515, 13 jul. 2015. BioScientifica. http://dx.doi.org/10.1530/eje-15-0395. Acesso em: 01 nov. 2016

SOBRE OS AUTORES

Amanda Juliani Arneiro: Acadêmica do 100 período do curso de Medicina da Universidade Federal do Paraná. Voluntária do Projeto de Extensão Universitária Automedicação Riscos e Benefícios, 2015 a 2017.

Bruna Fernanda Battistuzzi Barbosa: Acadêmica do 9º período do curso de Medicina da Universidade Federal do Paraná. Voluntária desde 2014 e Bolsista Fundação Araucária 2016 do Projeto de Extensão Universitária Automedicação: Riscos e Benefícios.

Bruno Jacson Martynhak: Professor do Departamento de Fisiologia da UFPR, colaborador do Projeto de Extensão Universitária Automedicação Riscos e Benefícios

Camila Pasquini de Souza: Mestranda em Farmacologia da UFPR e colaboradora do Projeto de Extensão Universitária Automedicação Riscos e Benefícios

Érica Yamashita de Oliveira: Acadêmica do 9° período do Curso de Medicina da Universidade Federal do Paraná. Voluntária desde 2015 e Bolsista PROEC 2016 do Projeto de Extensão Universitária Automedicação Riscos e Benefícios.

Herbert Arlindo Trebien: Coordenador do Projeto de Extensão Universitária Automedicação Riscos e Benefícios, Professor Associado do Departamento de Farmacologia da UFPR.

Janaina Marques: Acadêmica do 9° período do curso de Medicina da Universidade Federal do Paraná. Voluntária e Bolsista PROEC e FA do Projeto de Extensão Universitária Automedicação Riscos e Benefícios desde 2013. Voluntária CNPq em Programa de Iniciação Científica em 2016. Coordenadora do Curso de Extensão Liga Acadêmica de Radiologia.

Janaína Menezes Zanoveli: Professora Associada do departamento de Farmacologia da UFPR. Colaboradora do Projeto de Extensão Universitária Automedicação Riscos e Benefícios.

Miriam Machado Cunico: Colaboradora do Projeto de Extensão Universitária Automedicação Riscos e Benefícios

Suzane Helena Soares de Mello: Acadêmica do 3º período do Curso de Medicina da Universidade Federal do Paraná. Voluntária do Projeto de Extensão Universitária Automedicação Riscos e Benefícios desde 2016.

SOBRE OS ORGANIZADORES

HERBERT ARLINDO TREBIEN

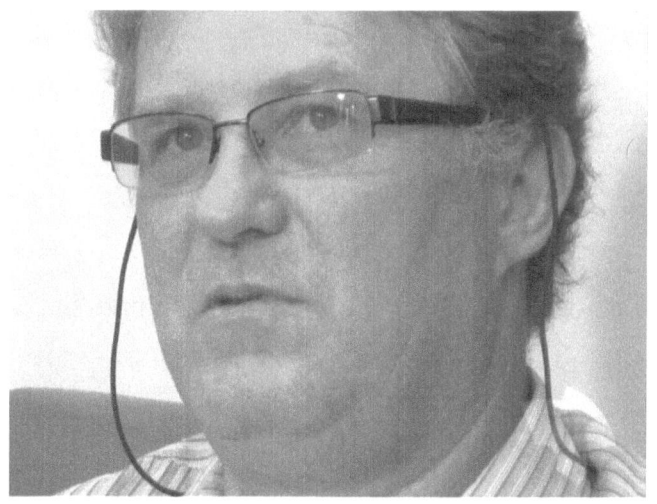

Nasceu em Palmitos - SC (1963), casou com Idavir de Freitas Colli Trebien (1993) em Ribeirão Preto e é pai de Heitor Augusto Colli Trebien (1994) e Larissa Colli Trebien (1995).

Concluiu o ensino de 1º grau na Escola Básica "NOSSA SENHORA DA SALETE" em Maravilha/SC (1977) e o ensino de 2º grau no Colégio Bom Pastor em Chapecó SC (1980). Graduou-se em Farmácia na UFSC - Florianópolis

(1983), Especialização em Plantas Medicinais na UFMT – Cuiabá/MT (1985), e concluiu Mestrado (1987-1991) e Doutorado (1997- 2001) em Farmacologia na FMRP-USP – Ribeirão Preto SP.

Trabalhou como Professor na FAMECA – Catanduva - SP (1990-1991), FAMEMA – Marília SP (1991-93) e desde 1993 é professor de Farmacologia na UFPR – Curitiba PR. Na UFPR Coordena o Projeto de Extensão Universitária RISCOS DA AUTOMEDICAÇÃO (2003 - 2013, registro PROEC 055/90) continuando como AUTOMEDICAÇÃO: RISCOS E BENEFÍCIOS a partir de 2014 (registro PROEC 864/14) até a presente data.

É autor/colaborador dos livros Medicamentos: Benefícios e Riscos com Ênfase na Automedicação (2011 e 2012), Pramosvaldo e a Automedicação (2012) e Multidisciplinaridade na Otoneurologia (2012).

JANAINA MARQUES

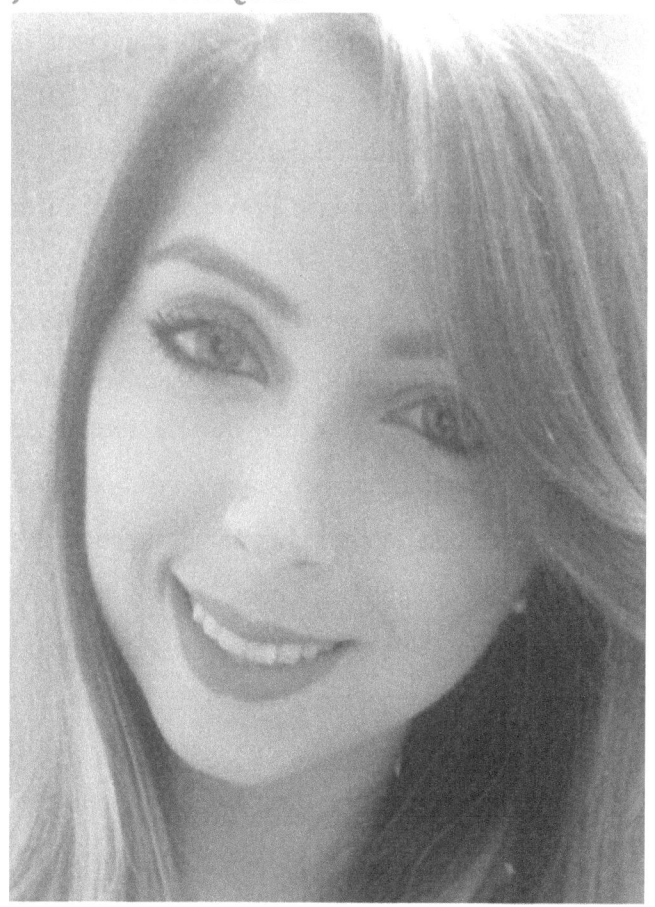

Graduação interrompida em 2012 em Tecnólogo em Radiologia no Instituto Federal de Santa Catarina. Acadêmica do 9o período do curso de Medicina da Universidade Federal do Paraná.

Participou como voluntária e bolsista PROEC e FA do Projeto de Extensão Universitária Automedicação Riscos e Benefícios desde 2013. Voluntária no Projeto de Extensão Universitária Liga de Gastroenterologia e Prevenção do Câncer Gastrointestinal (2016). Voluntária CNPq em Programa de Iniciação Científica em 2016 com o projeto: Impacto do grau de obesidade no diagnóstico densitométrico de sarcopenia. Voluntária em projeto de pesquisa (2015): Avaliação da situação vacinal de pacientes com doença inflamatória intestinal. Iniciação Científica: Grupo de estudos em espondiloartrites (2014). Coordenadora do Curso de Extensão Liga Acadêmica de Radiologia desde 2016. Estágio Voluntário Acadêmico em Hospital Erasto Gaertner (2015-2016). Estágio de Férias da Liga Acadêmica de Cirurgia do Aparelho Digestivo e Cirurgia Bariátrica (LICAB) em 2016.

Monitoria na disciplina de Técnica Cirúrgica e Cirurgia Experimental I do Departamento de Cirurgia (2016).

Voluntária em Campanha Nacional de Prevenção ao Câncer de Pele (2015).

SINOPSE

O Livro Saúde da Mulher e a Automedicação surgiu como uma proposta ao projeto Automedicação Riscos e Benefícios, coordenado pelo Prof. Dr. Herbert Arlindo Trebien, a partir de uma palestra sobre Anticoncepção ministrada à comunidade Madre Tereza de Calcutá, em Florianópolis (SC). A palestra "Os riscos da automedicação e o Uso de anticoncepcionais" realizada no dia 15/04/2014 pode esclarecer dúvidas da comunidade sobre a automedicação e saúde da mulher.

Neste Volume 1, abordaremos a relação da Automedicação e Saúde da Mulher nos campos da Saúde Mental, Anticoncepcionais, Reposição Hormonal e Hipotireodismo.

Saúde mental, segundo a Organização Mundial da Saúde (OMS), é um estado de bem-estar no qual o indivíduo é capaz de usar suas próprias habilidades, recuperar-se do estresse rotineiro e ser produtivo e contribuir com a sua comunidade. Sendo assim, saúde mental engloba muito mais do que apenas ausência de algum transtorno psiquiátrico.

Anticoncepção é o uso de métodos e técnicas com a finalidade de impedir que a prática do relacionamento sexual resulte em gravidez. É um dos recursos para se desenvolver o planejamento familiar, pelo qual as pessoas geram prole de forma voluntária em tempo e em número programados. Dentre os métodos mais utilizados para o controle da fertilidade, têm-se: os métodos de barreira, os contraceptivos orais, os dispositivos intrauterinos, as progestinas a longo prazo, a esterilização e o aborto, incluído aqui, embora seja liberado apenas em casos específicos no Brasil.

A terapia de reposição hormonal (TRH) tem sido empregada de forma crescente, buscando benefícios a curto, médio e longo prazo. Trata-se de um método que consiste na administração de hormônios esteroidais visando a reposição destes, que se encontram diminuídos no organismo da usuária. É frequentemente indicada para manejo e tratamento dos sintomas da menopausa.

Hipotireoidismo é uma síndrome clínica decorrente da produção ou ação deficiente dos hormônios produzidos pela glândula tireoide, o triiodotironina (T3) e o tiroxina (T4). A tireoide tem sua função controlada pela glândula hipófise, localiza em nosso cérebro, através da produção do hormônio estimulador da tireoide (TSH). O hipotireoidismo é mais comum em mulheres, mas pode ocorrer em qualquer pessoa, independente do gênero ou idade.

O livro que o leitor tem em mãos, trás os principais temas referentes à Saúde da Mulher e o que há de mais atual no assunto, utilizando a medicina baseada em evidências assim como, relatos e experiências vivenciadas pelo Projeto Automedicação Riscos e Benefícios.

www.ingramcontent.com/pod-product-compliance
Lightning Source LLC
Chambersburg PA
CBHW020915180526
45163CB00007B/2737